令和**4**年版 **出題基準対応**

歯科衛生士国家試験
直前マスター**❷**

チェックシートでカンペキ！

社会歯科

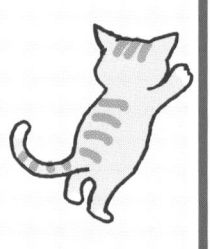

歯科衛生士
国試問題研究会 編

JN003074

医歯薬出版株式会社

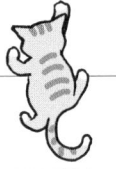

TORRACO

はじめに

　歯科衛生士国家試験受験者にとって，苦手意識のある分野の一つが社会歯科系ではないでしょうか．その理由として，内容が非常に多岐にわたっていることから，暗記的要素が強いと感じている人が多いことがあげられるそうです．

　この本は，「口腔衛生学」，「衛生学・公衆衛生学」および「保健・医療・福祉の制度」について，最新のデータや関連する法律・制度を示しながら，わかりやすくまとめています．単純に暗記するのではなく，内容をしっかり理解しながら効率的に学習できるようになっています．

　また，持ち歩けるように小さな判でつくりました．国家試験まで時間のあるときは，いつでも復習できるように，そばに置いておいてください．ぜひ，国家試験に合格して，国民あるいは地域住民の健康をサポートするすばらしい歯科衛生士になってください．皆さんの健闘を祈ります．

2023年8月
歯科衛生士国試問題研究会

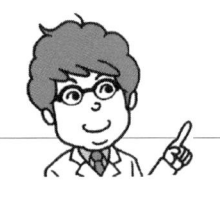

本書の使い方

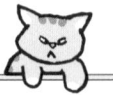

1. **特徴**
   最近5年間の歯科衛生士国家試験を分析し，出題頻度の高い項目を図や表を用いて，簡潔にまとめました．

2. 赤字は国家試験で実際に出題された用語や，とくに大切な事項です．赤いチェックシートを使って，必ずマスターしましょう．

3. 国家試験の出題傾向を考えて★の数で重要度を示しました．★の数が多い項目は必ず取り組んでください．

   ★ ……… 出る
   ★★ …… よく出る
   ★★★ … 非常によく出る

   ★の数だけ，繰り返し，学習する方法もオススメです．

4. 好きな科目から始めてください．苦手な科目は時間がかかるので，早めに取り組みましょう．

5. 試験まではいつも持ち歩いて，暇なときに少しでも見るようにしましょう．お守り代わりになり，安心して試験に臨むことができるはずです．

[記号について]

CP … Check Point

ゴロ … ゴロアワセ

本当に大事な項目をまとめました．

★の数で重要度がひとめでわかります．3つ星は国試にとてもよく出題される項目です．必ず確認しましょう．

赤いシートと本書さえ持っていれば，いつでもどこでも重要ワードを覚えることができます．

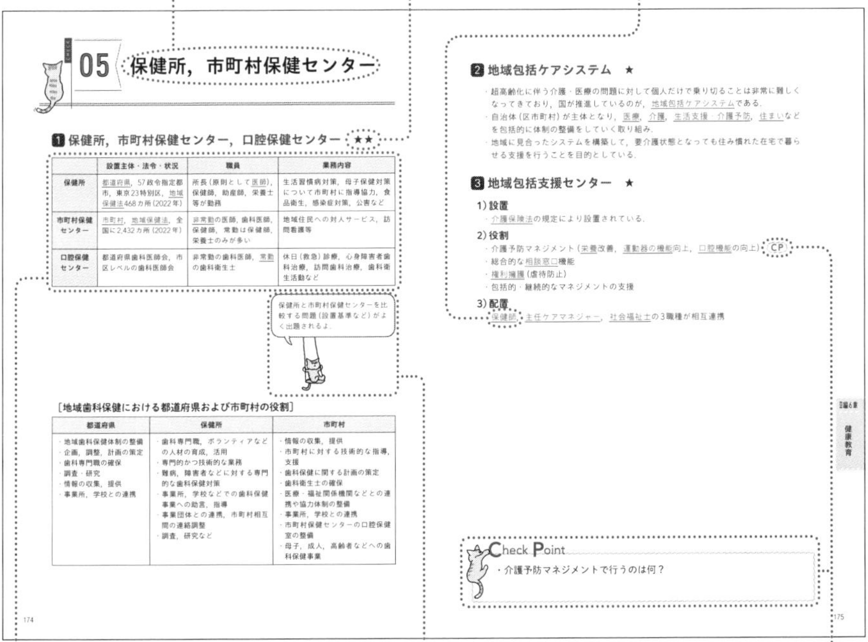

05 保健所，市町村保健センター

1 保健所，市町村保健センター，口腔保健センター ★★

	設置主体・法令・状況	職員	業務内容
保健所	都道府県，57政令指定都市，東京23特別区，地域保健法468カ所（2022年）	所長（原則として医師），保健師，助産師，栄養士等が勤務	生活習慣病対策，母子保健対策について市町村に指導協力，食品衛生，感染症対策，公害など
市町村保健センター	市町村，地域保健法，全国に2,432カ所（2022年）	非常勤の医師，歯科医師，保健師，常勤は保健師，栄養士のみが多い	地域住民への対人サービス，訪問看護等
口腔保健センター	都道府県歯科医師会，市区レベルの歯科医師会	非常勤の歯科医師，常勤の歯科衛生士	休日（救急）診療，心身障害者歯科治療，訪問歯科治療，歯科衛生活動など

保健所と市町村保健センターを比較する問題（設置基準など）がよく出題されるよ．

［地域歯科保健における都道府県および市町村の役割］

都道府県	保健所	市町村
・地域歯科保健体制の整備 ・企画，調整，計画の策定 ・歯科専門職の確保 ・調査・研究 ・情報の収集，提供 ・事業所，学校との連携	・歯科専門職，ボランティアなどの人材の育成，活用 ・専門的かつ技術的な業務 ・難病，障害者などに対する専門的な歯科保健対策 ・事業所，学校などでの歯科保健事業への助言，指導 ・事業団体との連携，市町村相互間の連絡調整 ・調査，研究など	・情報の収集，提供 ・市町村に対する技術的な指導，支援 ・歯科保健に関する計画の策定 ・歯科衛生士の確保 ・医療・福祉関係機関などとの連携や協力体制の整備 ・事業所，学校との連携 ・市町村保健センターの口腔保健室の整備 ・母子，成人，高齢者などへの歯科保健事業

174

2 地域包括ケアシステム ★

・超高齢化に伴う介護・医療の問題に対して個人だけで乗り切ることは非常に難しくなってきており，国が推進しているのが，地域包括ケアシステムである．
・自治体（区市町村）が主体となり，医療，介護，生活支援・介護予防，住まいなどを包括的に体制の整備をしていく取り組み．
・地域に見合ったシステムを構築して，要介護状態となっても住み慣れた在宅で暮らせる支援を行うことを目的としている．

3 地域包括支援センター ★

1）設置
・介護保険法の規定により設置されている．

2）役割
・介護予防マネジメント（栄養改善，運動器の機能向上，口腔機能の向上）CP
・総合的な相談窓口機能
・権利擁護（虐待防止）
・包括的・継続的なマネジメントの支援

3）配置
保健師，主任ケアマネジャー，社会福祉士の3職種が相互連携

II編6章 健康教育

Check Point
・介護予防マネジメントで行うのは何？

175

必要な情報を表でまとめているので，比較的簡単に覚えられるはずです．

国試の傾向を知り尽くしたTORRACOからのアドバイスは必見です！

Check Pointで，時折，立ち止まって復習してみてください．ほかにTORRACOの“覚え方”や“ゴロアワセ”もあるので，楽しみながら勉強してください．

歯科衛生士国家試験 直前マスター❷ チェックシートでカンペキ！ 社会歯科

令和4年版出題基準対応

1章 口腔衛生学 1

2章 衛生学・公衆衛生学 ······59

3章 保健・医療・福祉の制度 …………87

1章

口腔衛生学

POINT

口腔衛生学には，他科目（特に【歯科予防処置論】・【歯科保健指導論】）の基礎となる内容が多くありますので，それらの科目と関連づけて勉強することが大切です．例えば，フッ化物歯面塗布の術式は，【歯科予防処置論】から出題され，塗布剤や予防メカニズムは【口腔衛生学分野】から出題されます．

今回の出題基準の改定では，新たに「持続可能な開発目標〈SDGs〉」，「口腔機能低下症」，「スクリーニング」，「地域包括ケアシステム」が新設されました．

さらに，現在の疾病構造の変化や高齢化によるニーズの多様化によって，摂食嚥下や高齢者・要介護者の口腔保健に歯科衛生士が携わる部分が多くなりました．これらについても要注意です．

視覚素材を利用した問題にも対応できるように，丸暗記ではなく，理解することを念頭においてください．

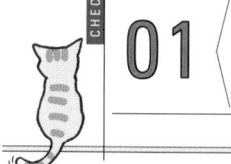

01 歯・口腔の機能

1 咀嚼 ★

・歯，歯周組織，舌，口唇，口蓋，顎関節，咀嚼筋などの総合運動によって，食物を咬断，粉砕，臼磨し，唾液と混合し，食塊を形成する過程．

1）咀嚼の意義

口腔領域への影響
・嚥下・消化作用　　・唾液分泌促進作用
・自浄作用，歯肉マッサージ作用
・味覚発現作用　　　・食感認知作用
・食物中の異物検出や抗菌物質による生体防御作用
・顎顔面発育促進作用

全身への影響
・ストレス解消など精神安定作用
・血液循環促進作用
・脳活性化作用　　・認知症予防作用
・満腹中枢刺激による肥満防止作用
・抗発がん物質による予防作用
・自律神経調整作用

2 摂食嚥下 ★★

・食物を認知し，捕食し，咀嚼して食塊を咽頭から胃に送り込む過程．

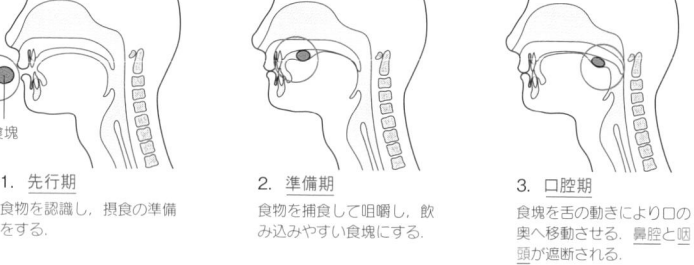
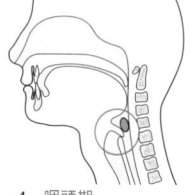

1. 先行期
食物を認識し，摂食の準備をする．

2. 準備期
食物を捕食して咀嚼し，飲み込みやすい食塊にする．

3. 口腔期
食塊を舌の動きにより口の奥へ移動させる．鼻腔と咽頭が遮断される．

4. 咽頭期
食塊が咽頭から嚥下反射により食道へ送り込まれる．喉頭は挙上し喉頭蓋が閉鎖する．

5. 食道期
食道に入った食塊が胃に運ばれる．上部食道括約筋が閉鎖する．

図　摂食嚥下の5期[1]

3 構音 ★

・口腔，鼻腔，咽頭腔などの音声器官の働き（共鳴など）によって行われる発音，発声の操作であり，調音ともいう．

先行期は捕食前，準備期は咀嚼して嚥下の準備を行い，口腔期以降が嚥下になるよ．

1）構音障害の原因

・音声器官の形態上の異常などによる器質性構音障害
・音声器官の運動機能障害による運動機能障害性構音障害
・聴覚の障害による聴覚性構音障害
・医学的原因の認められない機能性構音障害

2）言語聴覚療法

・言語，聴覚能力の向上と嚥下障害防止の訓練および指導で，医師，歯科医師，言語聴覚士が担当する．

4 味覚，触覚 ★★

1）味覚の発現

・唾液に溶解した味物質が，舌乳頭の味蕾（味覚受容器）に到達して発現する．主に舌先で甘味，舌縁で酸味，舌根で苦味，全体で塩味を感じるといわれてきたが，定説ではない．

2）旨味（うま味，風味，味わい）

・味覚だけでなく，視覚，嗅覚，触覚，圧覚，温度感覚などが総合されたもの．旨味物質としてグルタミン酸，イノシン酸，グアニル酸が知られている．

『直前マスター①基礎科目』の「生理学」も学習しておくにゃ！

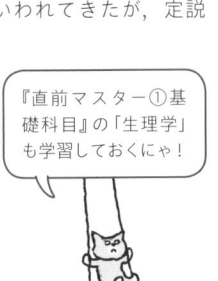

5 唾液の作用 ★

・湿潤作用
・溶解作用
・消化作用：唾液アミラーゼの作用でデンプンをマルトース（麦芽糖）に分解
・排泄作用
・体液量調節作用
・希釈・自浄作用
・緩衝作用：多くは重炭酸塩系，一部リン酸塩による緩衝作用
・歯の再石灰化とエナメル質成熟作用
・粘膜保護作用：ムチンによる
・抗菌作用：リゾチーム，ペルオキシダーゼ，分泌型IgAをはじめとする免疫グロブリンによる，ラクトフェリン

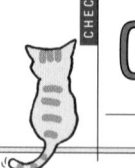

02 歯・口腔の付着物, 沈着物 ①

1 ペリクル〈獲得被膜〉 ★

・唾液由来の糖タンパクが歯面に強固に付着した無色透明の有機性被膜 (厚さ0.3〜1μmほど).
・通常のブラッシングでは除去できない.

[生理機能]
①歯の物理的保護
②歯の脱灰抑制
③口腔細菌が選択的に付着し, プラーク形成の素地となる.

2 プラーク〈歯垢〉 ★★★

・プラークはう蝕, 歯周病, 口臭, 口内炎などを引き起こすため, 基本を十分理解して, そのコントロール方法を把握することが重要である.

1) プラークの構成

・微生物 (容量で約70%を占める) と微生物間の細胞間基質 (間質:約30%) とからなる.
・微生物は500種類以上が湿重量1mgあたり$1.0〜2.5 \times 10^8$個存在する.
・細胞間基質には細菌の合成した多糖体, 唾液や歯肉 (溝) 滲出液などが存在する.

2) 緩衝作用

・プラークに含まれるタンパク質は高い緩衝能を有している.
・これを実験で示したのがステファンカーブ (図) である.
・歯面のプラークを唾液から隔離し, 10%グルコース溶液で洗口すると, 酸産生菌の作用で酸が産生され, プラークのpHが臨界pH (5.5) 以下に低下する. その後, 緩衝作用が発揮され, ほぼ40分で回復する.

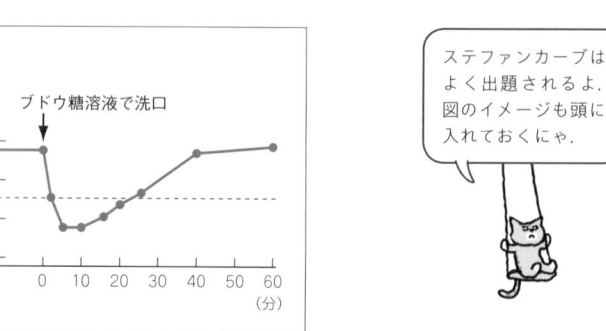

図 StephanのプラークpH曲線 (ステファンカーブ)

3) プラークの形成から成熟

①歯面上にペリクル付着.

②ペリクル上に *S.mutans* などの付着性のある細菌が付着.

③*S.mutans* は摂取したスクロースから菌体外多糖体 (主にムタン) を合成.

④ムタンは粘着性が高く不溶性のため歯面に強固に付着.

⑤菌が分裂増殖してマイクロコロニー形成.

⑥ムタンが付着性のない菌も凝集してプラーク完成.

⑦さらにプラークは厚みを増し, 好気性菌が減少し通性嫌気性菌が増え, プラーク内部はさらに偏性嫌気性菌が増える (成熟プラーク).

4) ミュータンスレンサ球菌のもつ3つの酵素

(1) グルコシルトランスフェラーゼ：ショ糖のグルコース分子から菌体外にムタンなどの不溶性粘着性のグルカンを合成. ゴロ①

(2) フルクトシルトランスフェラーゼ：ショ糖のフルクトース分子から菌体外にレバンなどのフルクタン合成. ゴロ②

(3) インベルターゼ：ショ糖をグルコースとフルクトースに分解.

5) プラークの病原性

・う蝕, 歯周病, 口臭の原因になる. しかし, プラーク中のフッ化物は, 産生された酸の歯質への攻撃が始まるとイオン化し, 再石灰化の促進に寄与する.

3 食物残渣 ★

・歯間部などに食片圧入として残留した食物であり, プラークとは区別する.

4 マテリアアルバ ★

・極度に不潔な場合に, プラーク上を軟らかい白色の堆積物が覆う.
これがマテリアアルバ〈白質〉で, 強く洗口することで除去できる.

ゴロアワセ

① グルコシルはグルコースに作用してグルカン合成

② フルクトシルはフルクトースに作用してフルクタン合成

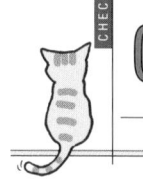

歯・口腔の付着物，沈着物 ②

1 歯石　★★

1）形成，組成，病原性

- プラークが除去されずにいると石灰化が始まり，10日ほどで硬くなり，ブラッシングでは除去できない歯石が形成される．
- 歯石の成分の約8割は無機質で，リン酸カルシウムが主成分である．
- 歯石表面は粗糙で多孔性であるためプラーク付着を促すだけでなく，歯周組織の刺激や歯周ポケットの嫌気化の促進などの病原性を示す．

2）歯肉縁上歯石

- 10歳頃から唾液腺開口部付近の下顎前歯部舌側面歯頸部や上顎大臼歯部頬側面歯頸部などに付着する．

3）歯肉縁下歯石

- 歯肉溝や歯周ポケット内の炎症によって血漿のカルシウム成分が歯根面に沈着したもの．
- プロービングで触知できたり，エックス線写真上で確認できる．

4）歯肉縁上歯石と歯肉縁下歯石の比較

	歯肉縁上歯石	歯肉縁下歯石
好発部位	唾液腺開口部付近の歯肉縁上の歯冠部	部位は特定できない歯肉縁下の歯根面
色調	白色，黄白色	暗褐色，暗緑色
無機質由来	唾液	歯肉溝滲出液，血清
構造	層状構造	無構造
硬さなど	比較的脆く，歯面への付着も弱いため除去しやすい	比較的硬く，歯面への付着も強固なため除去しにくい

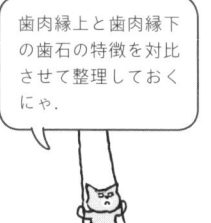

歯肉縁上と歯肉縁下の歯石の特徴を対比させて整理しておくにゃ．

2 着色性沈着物　★

- 外因性のものは，お茶，コーヒー，タバコなどの色素による非金属性色素沈着とマンガン，水銀，鉄などを扱う工員にみられる金属性色素沈着とがある．
- まれにヘモグロビン分解産物や色素産生菌による着色もある．
- 研磨剤配合歯磨剤の使用によって付着が軽減される．
- 歯髄の壊死や薬物による内因性の着色もある．

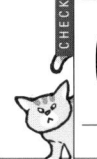
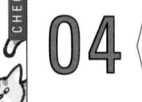

04 歯磨剤・洗口剤

⬛1 歯磨剤 ★★★

1) 組成と配合目的

・液体歯磨剤には，研磨剤と結合剤は配合されない.
・液体歯磨剤はすすいだ直後に歯ブラシで磨く.

化粧品の練り歯磨剤の基本成分の配合目的と組成

基本成分	配合目的	配合 (%)
研磨剤 (清掃剤) : リン酸水素カルシウム，炭酸カルシウムなど	・プラークや色素を除去しやすくし，歯の表面を滑沢化し，本来の白さを保つ.	10〜60
発泡剤 : ラウリル硫酸ナトリウム，ラウロイルサルコシン酸ナトリウムなど	・口中に成分を分散させて機能を発揮させやすくし，プラークなどの沈着物の付着力を弱め，効果的に除去できるようにする.	0.5〜2.0
保湿剤 : グリセリン，ソルビトールなど	・クリーム状で湿り気を与え，空気中での乾燥・固化を防ぐ.	10〜70
結合剤 (粘結剤) : カルボキシメチルセルロース，アルギン酸ナトリウムなど	・固体成分と液体成分の分離を防ぎ，歯磨剤の形状を保持する.	0.5〜2.0
その他 : 香味剤 (キシリトール，サッカリンナトリウム，ミント類など)，着色剤，保存料，水分など		

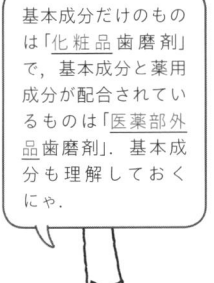

基本成分だけのものは「化粧品歯磨剤」で，基本成分と薬用成分が配合されているものは「医薬部外品歯磨剤」．基本成分も理解しておくにゃ.

2) 主な薬用成分

・日本の多くの歯磨剤は医薬部外品である.
・フッ化ナトリウムまたはフッ化第一スズ配合の場合の研磨剤は，無水ケイ酸，不溶性メタリン酸ナトリウム，ピロリン酸ナトリウムのいずれかがよく，カルシウム系の研磨剤は用いない.
・モノフルオロリン酸ナトリウム配合の場合は，すべての研磨剤を配合できる.

医薬部外品歯磨剤の薬用成分（特殊成分・薬効成分）と配合目的

目的	作用	薬用成分
う蝕予防	歯質強化 再石灰化促進	フッ化ナトリウム，モノフルオロリン酸ナトリウム，フッ化第一スズ
	殺菌	塩酸クロルヘキシジン，トリクロサン，塩化セチルピリジニウムなど
歯周疾患予防	殺菌	塩酸クロルヘキシジン，トリクロサン，塩化セチルピリジニウムなど
	消炎	グリチルリチン酸類，ヒノキチオールなど
	出血抑制	トラネキサム酸
	粘膜の収斂	塩化ナトリウム
	血行促進	酢酸dl-α-トコフェロール
知覚過敏抑制	象牙細管閉塞	乳酸アルミニウム
	歯髄神経鈍麻	硝酸カリウム，乳酸アルミニウム
その他	口臭減弱	銅クロロフィルなど
	プラークの分解	デキストラナーゼ
	歯石沈着防止	ゼオライト，ピロリン酸ナトリウムなど

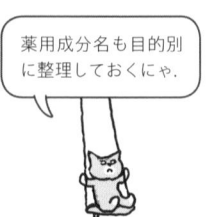

薬用成分名も目的別に整理しておくにゃ.

2 洗口剤　★

・基本成分だけのものは「化粧品洗口剤」で，基本成分と薬用成分のものは「医薬部外品洗口剤」である.
・洗口剤は20〜30秒間すすいで吐き出すだけで，歯ブラシは併用しない.
・フッ化物が配合された洗口剤は，医薬品（医療用と一般用）に分類される.

化粧品と医薬部外品洗口剤の組成と効能・効果

	成分	化粧品	医薬部外品
基本成分	水，湿潤剤，界面活性剤，香味剤（キシリトール，サッカリンナトリウムなど），溶剤（エタノール），保存料，着色剤，pH調整剤	口中の浄化と口臭を防ぐ	口中の浄化と口臭を防ぐ
薬用成分	殺菌剤	—	う蝕の予防
	殺菌剤	—	歯肉炎の予防
	殺菌剤，出血抑制剤	—	歯周炎の予防
	殺菌剤，消炎剤	—	口臭防止

3 口腔保湿剤（湿潤剤）　★

・化粧品に分類され，液体タイプ（洗口する）と，要介護者向けのジェルタイプ（指で塗り，湿潤状態が長時間継続）がある.
・人工唾液は医療用医薬品である.

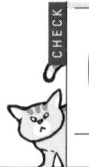

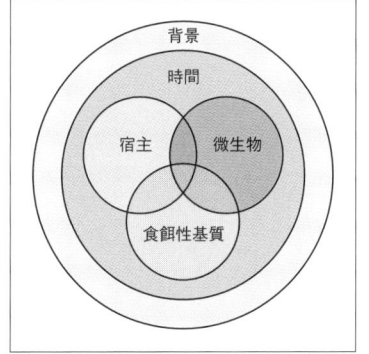

05 う蝕の発生要因

1 発生要因　★★★

1）直接的要因

- 三大要因としては，①宿主（歯質，歯列，裂溝の深さ，唾液量・緩衝能など），②微生物（う蝕原因菌），③食餌性基質（糖質，特にスクロース）．さらに，④時間を加えて四大要因とすることもある．

2）背景要因

- 食事や間食の摂り方，口腔清掃状態，家庭環境，社会経済状況，教育程度，かかりつけ歯科医などが間接的にう蝕発生に関与している．

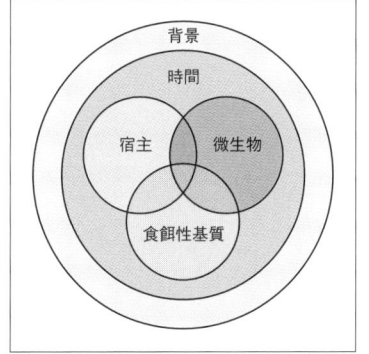

図　う蝕の発生要因

2 う蝕の発生　★★★

1）プラークの形成

- *S.mutans* などのミュータンスレンサ球菌は，グルコシルトランスフェラーゼという酵素を産生し，スクロース（ショ糖）のグルコース（ブドウ糖）分子からムタンとデキストランという多糖体を菌体外に合成する．
- ムタンは不溶性で粘着性のため，歯に強固に付着するとともにほかの菌を凝集して細菌叢を形成する．これが成熟するとバイオフィルムとしてのプラークになる．

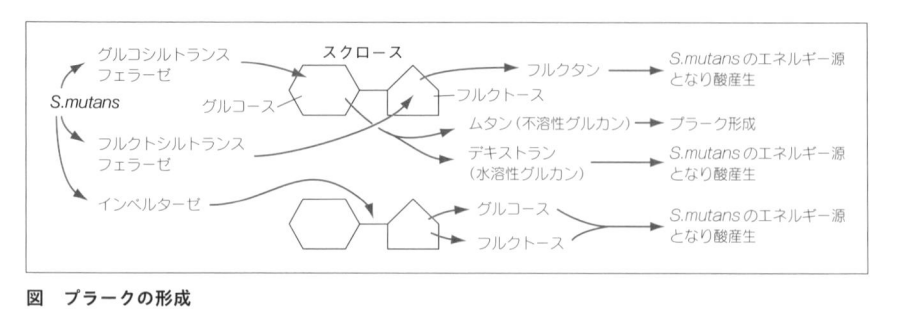

図　プラークの形成

2）プラークでの酸産生

・プラークに多数生息する酸産生菌は，糖質を利用して酸を産生する．特に S.mutans のもつ，インベルターゼはスクロースをグルコースとフルクトースに分解し，S.mutans はその際のエネルギーを利用して酸を産生する．

・そのほか，菌体内外の多糖体分解時に生じるグルコースやフルクトースも，菌のエネルギー源として利用され，酸を産生する．

う蝕の発生は，プラークの形成→プラークでの酸産生→酸による歯質の脱灰という順で整理しておくにゃ．

3）酸による歯質の脱灰

①プラーク内で産生された酸によって歯質が脱灰される（初期う蝕）．

②初期にはエナメル質の表層はそのまま残り，表層下で脱灰が起こる（表層下脱灰）．肉眼では白濁（ホワイトスポット）として観察される．

③この段階で脱灰した歯質が再石灰化すると，う窩の形成に至らずに白濁も縮小してくる．しかし，脱灰がさらに進行すると表層が崩れてう窩が形成され，後戻りできないう蝕（臨床的う蝕）になる．

３ う蝕予防方法の分類　★★★

第一次予防		第二次予防		第三次予防
健康増進*	特異的予防*	早期発見・即時処置	機能喪失阻止	リハビリテーション
口腔衛生教育 食生活指導 ブラッシング	フッ化物応用 小窩裂溝塡塞 代用甘味料	定期精密検査 エックス線診査 う蝕進行抑制処置 （フッ化ジアンミン 銀塗布）	保存修復治療	補綴処置による歯の 形態回復や咀嚼機能 回復

＊健康増進はう蝕予防に限らない一般的な健康増進手段

＊特異的予防はう蝕予防に特化した手段

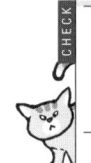

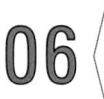

06 フッ化物の基礎知識

1 フッ化物の分布 ★★

1) ヒトでの分布

- ヒトの体内に微量元素として，ほとんどは骨と歯に存在する.
- 骨のフッ化物濃度は加齢とともに上昇し，成人では1,000ppm程度.
- 歯の硬組織には，平均でセメント質1,000ppm，象牙質300ppm，エナメル質150ppm程度 (エナメル質の表面では1,000ppm以上).
- 軟組織や血液などの体液のフッ化物濃度はわずかである.

2) 自然界での分布

- 空気中，雨水，土壌，岩石 (ほたる石や水晶石に多い)，水中などすべてに存在するが濃度範囲が広い.
- 海水中は1.3ppmと安定している.

3) 飲食物での分布

- すべての飲食物に自然に含まれる.
- 海草類，天然塩，茶 (緑茶，紅茶，ウーロン茶)，魚介類 (特に小エビやメザシなど骨や殻まで食するもの) に比較的多く含まれる.
- 飲用茶には0.3〜0.7ppm含まれる.
- 日本の成人が1日に摂取するフッ化物量は1.6〜3.2mgで，子どもは0.4〜1.0mgと推定されている.

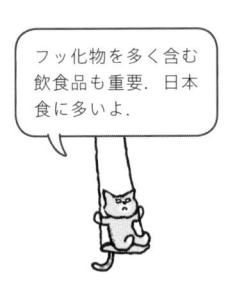

フッ化物を多く含む飲食品も重要. 日本食に多いよ.

2 フッ化物の代謝 ★★

1）フッ化物の吸収
- 経口摂取されたフッ化物の約80％は胃, 小腸で吸収されて血液に入る.
- 吸収されなかったものは消化管を通過して糞便中に排泄される.
- 固形物やカルシウムを多く含む飲食物からのフッ化物の吸収率は低い.

2）フッ化物の体内動向
- 血液中のフッ化物はすべての組織に移行するが, 骨と形成期中の歯の石灰化に寄与し, 蓄積される.
- 血液中のフッ化物が減少すると骨からの供給が行われる.
- 妊娠中の母親が摂取したフッ化物の一部は胎児に移行するが, 胎盤が過剰なフッ化物の胎児への移行を阻止する.

3）フッ化物の排泄
- フッ化物は腎での再吸収をほとんど受けずに尿中に排泄される.
- 無視できるほどわずかに唾液, 汗, 涙, 乳汁中にも排泄される.
- 成人では摂取したフッ化物の50〜70％が尿中に排泄されるが, 子どもは成長中の骨や歯に蓄積される割合が高くなるので, 尿への排泄割合は低くなる.

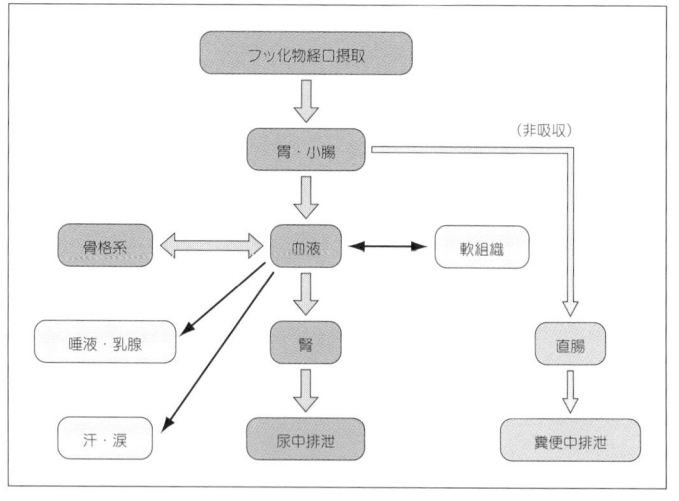

図　フッ化物の代謝

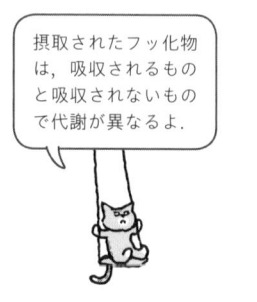

摂取されたフッ化物は, 吸収されるものと吸収されないもので代謝が異なるよ.

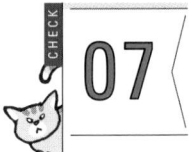

07 フッ化物の毒性

1 フッ化物の毒性 ★★

- 一度に大量を摂取した場合の急性毒性と，急性毒性を引き起こすほどではないが過剰量のフッ化物を長期間摂取することによる慢性毒性とがある.

2 急性毒性の発現，症状，処置 ★★

1) 急性中毒発現量

- 体重1kgあたり2mgF (2mgF/kg) 以上のフッ化物を摂取した場合，悪心，嘔吐，流涎などの症状を引き起こす.
- 軽度の症状は1mgF/kgでも起こりうる.
- 不快症状の発現は，摂取したフッ化物と胃酸とが反応して形成されたフッ化水素が胃粘膜を刺激することによる.
- 摂取直後にカルシウム剤 (カルシウムを多く含む牛乳やアイスクリームでもよい) を経口投与し，胃内でフッ化物と反応させてフッ化カルシウムを形成すれば症状を軽度に抑えることができる.

2) 見込み中毒発現量 (PTD)

- 5mgF/kg以上の摂取で重篤な中毒症状が引き起こされる.
- 摂取したフッ化物が胃腸から急速に吸収されて血中のカルシウムと結合し，低カルシウム血症を引き起こす.
- 神経作用に異常をきたし，反射の亢進やけいれん，不整脈，昏睡などをもたらす.
- 直ちに嘔吐させる，カルシウム剤を経口摂取させるなどの応急処置後に病院に搬送し，胃洗浄やカルシウム剤の静脈内投与などを行い，低カルシウム血症の改善をはかる.

3) 致死量

- 32〜64mgF/kgの摂取で死亡する.
- NaFでは体重70kgの成人で5〜10gの摂取量に相当する.
- 直ちに前述の処置を施すことによって軽減できる.

4) フッ化物による急性中毒発現に関する計算

- 体重10kgの小児が15mgのフッ化物を誤飲した場合，体重1kg当たりのフッ化物摂取量は，
15mgF/10kg→1.5mgF/kgになる．したがって，2mgF/kgの急性中毒発現量に近く，軽度の不快症状が現れる.

> フッ化物急性中毒については，各急性中毒の段階が発現する量，適切な処置方法を覚えるにゃ.

3 慢性毒性の発現，症状　★★

1）骨フッ素症
- 6～8ppmF 以上の飲料水の 10 年以上の摂取経験によって発現する.
- 軽度ではエックス線上で骨密度の増加，さらに骨硬化へと進み，重症では骨の異常突出や靭帯の石灰化を伴う運動障害性の骨フッ素症となる.

2）歯のフッ素症（フッ化物による斑状歯）
- エナメル質の形成期間（特に石灰化期間）中に過剰量のフッ化物（飲料水で 1.5ppmF 以上）を長期間摂取すると，エナメル芽細胞が障害を受けて，外観上問題となる歯のフッ素症が生じることがある.
- 母親の胎盤が過剰量のフッ化物の胎児への移行を阻止するため，胎児期に石灰化の始まる乳歯には現れにくい.

Dean の歯のフッ素症の分類

症度	特徴
N（Normal；正常）	フッ素症の変化なし
Q（Questionable；疑問型）	少量の白斑がありフッ素症かどうか判断に迷う変化
VM（Very Mild；軽微症型）	白濁部の面積が歯面の 25%以下
M（Mild；軽症型）	白濁部の面積が歯面の 50%以下
MO（Moderate；中等症型）	ほとんど全歯面に変化がみられ，微小な凹陥部がみられることがある
S（Severe；重症型）	エナメル減形成も加わり外形が変化する. 凹陥部が拡大して褐色の着色も広がる.

※Mild までは許容できる変化で Moderate 以上が外観上問題となる.

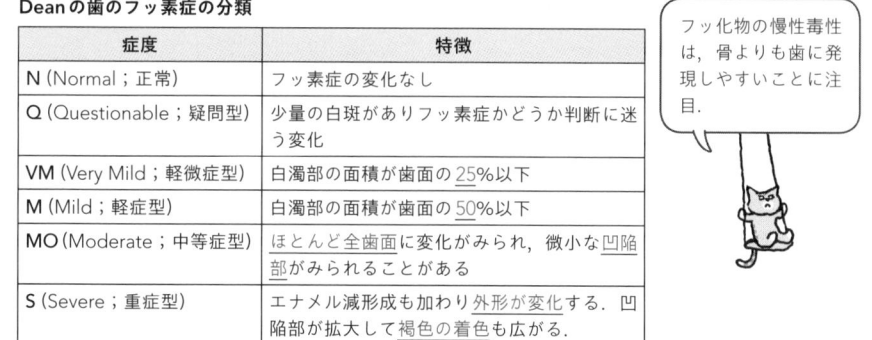

フッ化物の慢性毒性は，骨よりも歯に発現しやすいことに注目.

3）歯のフッ素症でおさえるべきポイント
- 外観上問題になるのは，Dean の分類による MO と S. 飲料水に 1.5～2ppmF 含まれる場合に生じるのは VM か M で，外観上問題にならない.
- 過剰量のフッ化物を摂取した時期に形成されている歯は同程度の症状になる. したがって，1 歯列中で左右対称的に，同名歯には同じような症状で，かつ数歯以上に現れる.
- フッ素症歯にはフッ化物が多く含まれるためう蝕罹患性は低い.
- 第三大臼歯以外の永久歯の歯冠部は 8 歳くらいまでに完成するため，それ以降にフッ化物を過剰摂取しても歯のフッ素症は生じない.

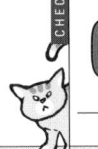

08 全身的フッ化物応用法

1 フッ化物応用法　★

- フッ化物応用にはフッ化物を摂取することによってう蝕予防を期待する<u>全身応用</u>と歯や口腔にフッ化物を適用する<u>局所応用</u>とがある.
- 全身応用は1種類だけを選択し, 必要に応じて局所応用を組み合わせる.
- 全身応用では歯の形成期からフッ化物が歯質に取り込まれ, 酸に溶けにくい歯が完成する.
- 萌出後は局所作用も発揮される.

2 水道水フロリデーション〈水道水フッ化物濃度調整〉　★★

- 水道水中のフッ化物濃度を適正な濃度(至適濃度)に調整する方法.
- 浄水場などで<u>フッ化ナトリウム</u>や<u>ケイフッ化ナトリウム</u>を添加して<u>0.6~1.0</u>ppmの至適濃度に調整する.
- 気温の高い地域では飲水量が多くなるので<u>低濃度域</u>, 気温の低い地域では<u>高濃度域</u>が至適濃度になる.
- 至適濃度の場合, <u>成人</u>では水道水から1日に約<u>1</u>mgFを追加摂取することになる.
- 日本では水道法による基準があるため<u>0.8</u>ppmF以下で実施する.
- 天然に至適フッ化物濃度の地域もある.
- <u>50~60</u>%のう蝕予防効果がある.
- 大きな人口集団のすべての年齢層の住民に, <u>公平</u>, <u>安価</u>, <u>安全</u>にう蝕予防を実施できるので, 健康格差の縮小にもつながる.
- 人工的なフロリデーションは1945年から開始し, 世界の30カ国以上で実施されている.
- 学校で使用する水道水だけに4.5ppmF程度で添加する学校水道水フロリデーションもある.

> 基本的なフッ化物全身応用は水道水フロリデーション. 日本では水道水のフッ素の基準値が0.8ppm以下に定められているよ.

3 フッ化物補充剤(サプリメント)　★

- 水道水フッ化物濃度調整を実施できない場合の代替手段として, 生後<u>6か月</u>から<u>16</u>歳まで1日<u>1</u>回を摂取する方法で, 約50%のう蝕予防効果がある.
- 低年齢児は<u>液剤</u>(シロップ), その後は錠剤で投与する.
- フッ化物量は年齢で決められており, 6か月児~3歳が<u>0.25</u>mgF, 3~6歳が<u>0.5</u>mgF, 6~16歳が<u>1.0</u>mgFである.

4 飲食物へのフッ化物添加 ★

・250〜300ppmFの濃度で食塩に添加する方法（フッ化物添加食塩）やミルクに1mgF/200mLで添加する方法（フッ化物添加ミルク）などがある．約50%のう蝕予防効果がある．

5 フッ化物応用の組み合わせ方 ★

・全身的フッ化物応用法は1つの手段を選択する．2つ以上を選択すると，フッ化物摂取量が過剰になり，慢性毒性が発現する．

・1つの全身的フッ化物応用法と複数の局所的フッ化物応用法を組み合わせるとよい．

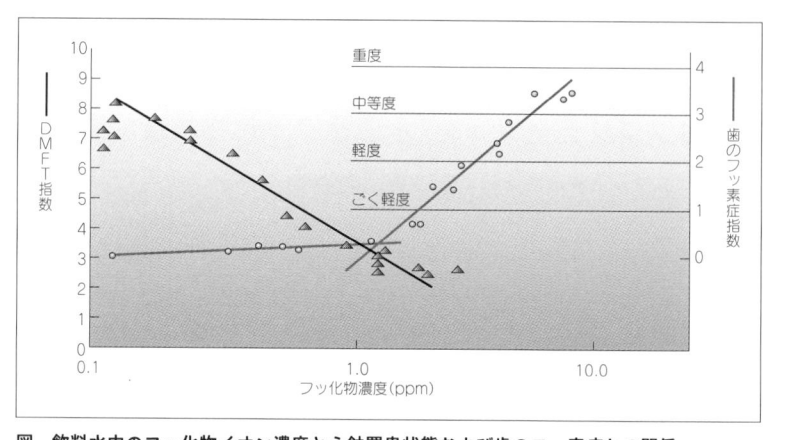

図 飲料水中のフッ化物イオン濃度とう蝕罹患状態および歯のフッ素症との関係
1954年当時は，飲料水フッ化物濃度が0.8〜1.2ppmであれば，外観上問題となる歯のフッ素症（中等度，重度）を出現させずに，効果的にう蝕を予防できることがわかった．

(Hodge, Smith, 1954.)

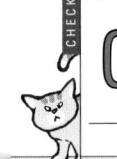

CHECK 09 局所的フッ化物応用法

1 局所的フッ化物応用法 ★★★

- 局所応用では，萌出後の歯にフッ化物が作用してう蝕予防作用を発揮する.
- フッ化物歯面塗布は高濃度のフッ化物による少数回応用で，歯面に生成されたフッ化カルシウムが唾液に溶解し，酸抵抗性の高いフルオロアパタイトに変化していく.
- フッ化物洗口とフッ化物配合歯磨剤は，低濃度のフッ化物による多数回応用で，口腔環境に残った低濃度フッ化物が脱灰を抑制し再石灰化を促進する.

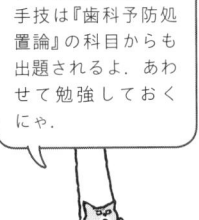

フッ化物局所応用の手技は『歯科予防処置論』の科目からも出題されるよ. あわせて勉強しておくにゃ.

2 フッ化物歯面塗布 ★★★

- 歯科医師または歯科衛生士だけが処置できるプロフェッショナルケアである.
- 医療用の医薬品として，フッ化物濃度9,000ppmFの溶液，ゲル，あるいは泡（フォーム）状の製品がある.
- 通常は，乳前歯の萌出が完了する1歳6か月ころから塗布を開始し，1年間に2回ずつの塗布を継続する.
- 中性のフッ化ナトリウムにリン酸を添加して酸性としたもの（APF；リン酸酸性フッ化ナトリウム）は1回の塗布で塗布1回分になるが，中性のフッ化ナトリウム製剤は2週間以内に3〜4回塗布して塗布1回分となる.
- 塗布中は防湿をして歯面と唾液との接触を避けながら，塗布剤を歯面に3〜4分間接触させる.
- 塗布後30分ほど洗口や飲食を控えさせる.
- トレーを用いるトレー法と綿球や綿棒を用いて塗布する一般法がある.
- 拒否があれば歯ブラシで塗布する歯ブラシ法が利用できる.
- う蝕予防効果は30%程度.

3 フッ化物洗口 ★★★

- 医療用の医薬品としてのフッ化物濃度225，250，450，900ppmの製品と225ppmの第三類一般用医薬品の製品がある. フッ化ナトリウムの水溶液で1日に1回ずつ，30秒間すすいで吐き出す方法（毎日法）は，主に家庭で実施される. 幼稚園などでは週5回法になる.

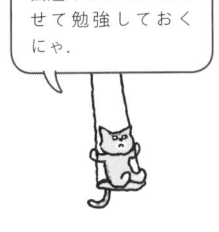

はじめから洗口液の製剤と顆粒を水に溶解して洗口液にする製剤があるよ.

- フッ化物濃度900ppmの水溶液で1週間に1回ずつ，60秒間すすいで吐き出す方法（週1回法）もあり，主に小・中学校で利用される．
- 顆粒状のフッ化物洗口剤は劇薬扱いの医療用医薬品である．
- 家庭では1日1回ずつ，就寝前に行うとよい．
- 洗口後30分間は洗口や飲食を控えさせる．
- 開始年齢はブクブクうがいができるようになる4歳頃からで，永久歯の萌出が完了して数年後の14歳までは，継続することが望まれる．
- う蝕予防効果は50%程度に達する．

4 フッ化物配合歯磨剤　★★★

- 日本では医薬部外品として90〜1,500ppmFの製品がある．
- 薬用歯みがき類の製造承認基準では，フッ化物濃度1,000ppm以下に規定されているが，2017年に1,000〜1,500ppmF配合の歯磨剤が承認され，市場で販売されている．
- 配合フッ化物には，フッ化ナトリウム，モノフルオロリン酸ナトリウム，フッ化第一スズがある．ⓒⓅ
- 6歳未満児には500〜1000ppmFで，歯磨剤の使用量は低年齢児には米粒大，3〜5歳はエンドウ豆大にする．
- 6歳から中学生は1000ppmFで，成人・高齢者は1500ppmFを原則とし，う蝕リスクが高い6歳以上は1500ppmFを選び，歯磨剤の量は歯ブラシ全体につける．
- 歯磨剤の使用量を多くして，ブラッシング終了後の洗口回数を少なくすると効果が高くなる．
- う蝕予防効果は30%程度．

「4学会（日本口腔衛生学会／日本小児歯科学会／日本歯科保存学会／日本老年歯科医学会）合同のフッ化物配合歯磨剤の推奨される利用方法」（2023年1月1日付）が示されたけど，見解が定まっていないところもあるため，現時点においては本書には掲載しないよ．

Check Point

わが国で，歯磨剤に配合できるフッ化物の種類は？

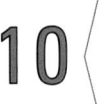
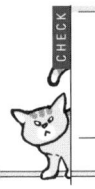

CHECK 10 歯周病の予防

1 歯周病の分類 ★

歯周病の分類（日本歯周病学会2006）

歯肉病変
・プラーク性歯肉炎（プラーク性単独歯肉炎，妊娠関連歯肉炎，糖尿病関連歯肉炎など） ・非プラーク性歯肉病変 ・歯肉増殖
歯周炎
・慢性歯周炎 ・侵襲性歯周炎など
壊死性歯周疾患
歯周組織の膿瘍
歯肉退縮
咬合性外傷

2 歯周病予防 ★★

・決め手は歯周病原細菌の住み家であるプラークをコントロールすること．
・ほかに歯周病のリスクファクターに対処する，生活習慣の改善や全身の健康増進を図る，免疫機能を高めることも重要．

3 疫学3要因からみた歯周病のリスクファクター ★

(1) **宿主因子**：年齢，人種，歯数，糖尿病，歯肉滲出液中の物質，白血球機能（免疫力），遺伝など
(2) **病因因子**：プラーク中歯周病原細菌
(3) **環境因子**：喫煙，口腔清掃不良，ポケット深さ，プラーク付着量，ストレス，社会経済状態，口腔清掃などの教育レベル，食生活，歯科受診など

> プラークは歯周病の発炎因子，ほかは修飾因子とする分類も整理しておくにゃ．

発炎因子		プラーク
局所的修飾因子	プラーク蓄積因子	歯石，歯列不正，食片圧入，歯頸部・根面う蝕，不適切な修復物，口呼吸，歯周ポケット
	外傷性因子	外傷性咬合，ブラキシズム
全身的修飾因子	宿主因子	糖尿病，遺伝，妊娠など
	環境因子	喫煙，ストレス，薬物，栄養不足など

[歯周病に対する歯石の病原性]
・歯石表面は粗糙で多孔性のため菌が生息し，歯周病の直接的原因となるプラークが多量に付着する.
・ほかに，歯石の歯周組織に対する物理的刺激や，歯石に侵入した毒素や酵素による化学的刺激が悪影響を及ぼす.

4 予防の3相5段階に応じた歯周病の予防手段　★

第一次予防：発病前の手段		第二次予防：歯周病に罹患してからの手段		第三次予防：機能が喪失してからの手段
健康増進手段	特異的予防手段	早期発見・即時処置手段	機能喪失阻止手段	機能回復手段
・健康教育 ・口腔清掃 ・健康維持増進（良好な生活習慣，適切な栄養・運動・休養） ・禁煙	・専門家による清掃（PTC，セルフケアできないプラーク除去，予防的スケーリング） ・口腔清掃指導に基づく高い技術の口腔清掃 ・歯周病予防に有効な洗口剤・歯磨剤の利用 定期的な予防処置	・定期検診 ・歯周初期治療 ・咬合調整 ・修復物の修正	・歯周外科処置 ・歯の固定	・歯周補綴 ・歯の形態修正 ・矯正処置

健康増進と特異的予防の違いは，p.10のう蝕予防の表でもう一度確認するにゃ.

5 歯周病が全身に与える影響　★★

・糖尿病，動脈疾患，心内膜炎，関節リウマチ，早産，定出生体重児の出産など

20

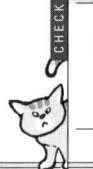
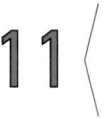

11 その他の歯科疾患の予防

1 不正咬合の予防 ★

・遺伝的・先天的および全身的原因に対する予防は難しいので，後天的・局所的原因
（習癖とその対応，機能不全と機能療法，乳歯の早期喪失と保隙装置）に対処する.

2 口臭の予防 ★★

・真性口臭症（社会的容認限度を超える口臭あり）と心因性口臭（自臭症：仮性口臭症・口臭恐怖症）がある.

・真性口臭症は生理的口臭（唾液分泌の少ない起床時，空腹時，緊張時および月経時などに強くなる）と病的口臭（多くは歯周病や舌苔など口腔由来のもの）に分類される.

・口臭の臭気物質の中心は，嫌気性菌が口腔内の脱落上皮や白血球に含まれるタンパク質を嫌気的に分解して生じる揮発性硫黄化合物（硫化水素，メチルメルカプタン，ジメチルサルファイド）である.

・メチルメルカプタンは歯周病由来の臭気物質.

・口臭の検査には，必ず2人以上で行う官能試験（呼気パック方式，UBC式官能試験）と口臭測定器（ガスクロマトグラフィ，ポータブル口臭測定器）がある.

> ニンニク摂取などによる一過性のものは生理的口臭から除くよ.
> 全身疾患（耳鼻咽喉，呼吸器系，消化器系疾患）による病的口臭もあるにゃ.

3 TCI〈Tongue Coating Index〉の評価方法 ★★

・舌背表面を9つに区分し，区分ごとに舌苔付着を評価して合計する（スコア合計）.
すべてスコア2の場合のスコア合計は18となるため，被検者のスコア合計が18の
何％にあたるかを計算し，50%以上の場合に口腔衛生状態不良とする.

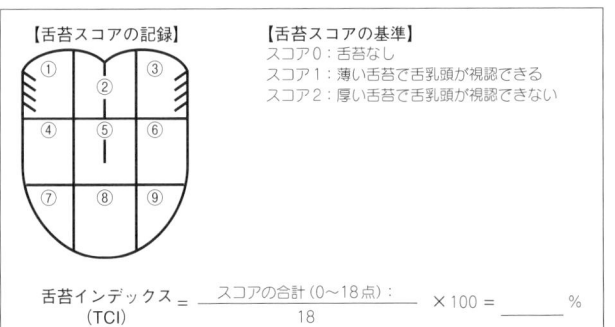

【舌苔スコアの記録】

【舌苔スコアの基準】
スコア0：舌苔なし
スコア1：薄い舌苔で舌乳頭が視認できる
スコア2：厚い舌苔で舌乳頭が視認できない

$$舌苔インデックス（TCI）= \frac{スコアの合計（0～18点）：\_\_\_}{18} \times 100 = \_\_\_ \%$$

図　TCIによる検査

4 その他の歯科疾患・異常の予防 ★

1）歯の損耗〈Tooth Wear〉
- **(1) 咬耗**：歯と歯の接触による.
- **(2) 摩耗**：歯と歯以外の物理的な力による.
- **(3) 酸蝕**：飲食物などに含まれる酸による歯の化学的溶解.

2）酸蝕
- 酸性飲食品（清涼飲料水，レモン，梅干し）や酸性の薬（ビタミンC，アスピリン）による外因性酸蝕と胃液の逆流（胃食道内因逆流症，拒食症や過食症の摂食障害）による内因性酸蝕がある.

3）歯・口腔の外傷
- 原因は，①交通事故，②転倒，③スポーツ（予防にはマウスガードが有効），④暴力の順で多い.

4）口腔癌
- リスク要因は喫煙，飲酒，機械的慢性刺激，口腔内の清掃不良.

5）フレイル，オーラルフレイル，口腔機能低下症
- 健康と要介護の間に筋力や心身の活力が低下するフレイルという段階があり，その前にオーラルフレイル（食べこぼす，固いものが噛めなくなった，むせることが増えた，滑舌も悪くなってきたというささいな口の機能の衰え）が現れる. CP
- 口腔機能低下症は，7項目（①口腔衛生状態不良，②口腔乾燥，③咬合力低下，④舌口唇運動機能低下，⑤低舌圧，⑥咀嚼機能低下，⑦嚥下機能低下）のうち3つ以上が該当することで診断される.

［口腔機能低下症の診断項目］
- ①は舌背上の微生物数を測定する. または舌苔の付着を視診により判断し，Tongue Coating Index〈TCI〉で評価する.
- ②は口腔粘膜湿潤度か唾液量で評価する.
- ③は感圧フィルム（デンタルプレスケール）か残存歯数（動揺度3を除いて20歯未満）で評価する.
- ④はオーラルディアドコキネシスで評価する.「パ」「タ」「カ」それぞれの発音回数が1秒間6回未満で機能低下.
- ⑤は舌圧測定で評価する.
- ⑥は咀嚼能力検査（グルコース含有グミゼリー咀嚼時のグルコース溶出量）か咀嚼能率スコア法で評価する.
- ⑦は嚥下スクリーニング検査（EAT-10）か自記式質問票（聖隷式嚥下質問紙）で評価する.

Check Point
オーラルフレイルの症状は何？

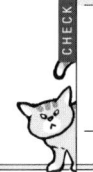

12 歯科疾患の指標（指数）

1 う蝕に関する指標　★

- う窩を形成したう蝕（臨床的う蝕）は自然治癒が望めない.
- 治療しても元どおりの歯には戻らない.
- う蝕は蓄積性の疾患である.
- 未処置のう蝕，治療済みのう蝕，う蝕のために抜去した歯を総合して数量化する. これがう蝕経験である.
- 永久歯は英語の大文字で，乳歯は小文字で示す.

2 永久歯のう蝕経験〈DMF〉　★★★

D〈Decayed〉：未処置のう蝕（治療途中，二次う蝕，充填物脱落を含む）

M〈Missing〉：う蝕のために抜去した歯

F〈Filled〉　：治療済みのう蝕

この記号を用いて，人，歯〈Teeth〉，歯面〈Surface〉単位で表す.

> DMFの計算は丸暗記するのではなく，「何を表す指数なのか」を理解することによって計算式が導き出せるようにしておくにゃ.

(1) DMF者率＝$\dfrac{\text{DMFの歯を1歯以上有する者の人数}}{\text{被検者の総人数}} \times 100\,(\%)$

(2) DMF歯率＝$\dfrac{\text{DMFの歯数の合計}}{\text{総被検歯数（Mを含むことに注意）}} \times 100\,(\%)$

(3) DMF歯面率＝$\dfrac{\text{DMFの歯面数の合計}}{\text{総被検歯面数（Mを含むことに注意）}} \times 100\,(\%)$

これらの率（割合）は分母も分子も同じ単位（上から人数，歯数，歯面数）であることに注意する.

(4) DMFT指数＝$\dfrac{\text{DMFの歯数の合計}}{\text{被検者の総人数}}$

　1人あたりのDMF歯数（1人平均DMF歯数）である.

(5) DMFS指数＝$\dfrac{\text{DMFの歯面数の合計}}{\text{被検者の総人数}}$

　1人あたりのDMF歯面数（1人平均DMF歯面数）である.

❸ DMFの計算方法　★★

例　小学1年生50名の永久歯う蝕の検診結果

DMF所有者数	現在歯数	未処置歯数	処置歯数	う蝕による喪失歯数	外傷による喪失歯数
5	480	10	20	20	2

・DMF者率 $= \dfrac{5}{\underline{50}} \times 100 = 10\,(\%)$

・DMF歯率 $= \dfrac{10 + 20 + 20}{480 + \underline{20}} \times 100 = 10\,(\%)$

・DNFT指数 $= \dfrac{10 + 20 + 20}{\underline{50}} = 1$

[注意点]

・表中のDMFT所有者数がカリエスフリー（う蝕経験歯のない者）として示されていたら，総人数からカリエスフリーの人数を引いてDMF所有者数を求める.

・現在歯数が示されずに健全歯数として示されていたら，総被検歯数は「健全歯数＋未処置歯数＋処置歯数＋う蝕による喪失歯数」になる.

・現在歯数は健全歯数と未処置歯数と処置歯数との合計であり，喪失歯数は含まれていないことに注意. CP

・学校歯科健康診断に用いる記号のCはD，△はM，○はFに該当する．COはう蝕ではなく健全歯に含めることに注意.

Check Point

現在歯に含まれるものと含まれないものは何？

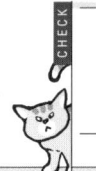

13 乳歯のう蝕経験

1 乳歯のう蝕経験 (def と dmf) ★★

・d, f は永久歯の D, F と同じである.
・乳歯には自然脱落があり, う蝕によって喪失したのかどうかが不明になることが多い.
・そのため, 自然脱落のない5歳未満には dmf を, 5歳以上には def を用いる.
　m：う蝕のために抜去した乳歯
　e ：う蝕のために抜去を指示された乳歯
　この記号を用いて, 永久歯と同様に人, 歯〈Teeth〉, 歯面〈Surface〉単位で表す.
　def と dmf は同じ解釈で計算式の記号を入れ替えればよい.

(1) def者率 $= \dfrac{\text{defの歯を1歯以上有する者の人数}}{\text{被検者の総人数}} \times 100 \, (\%)$

(2) def歯率 $= \dfrac{\text{defの歯数の合計}}{\text{総被検歯数 (mを含むことに注意)}} \times 100 \, (\%)$

(3) def歯面率 $= \dfrac{\text{defの歯面数の合計}}{\text{総被検歯面数 (mを含むことに注意)}} \times 100 \, (\%)$

・これらの率 (割合) は分母も分子も同じ単位 (上から人数, 歯数, 歯面数) であることに注意する.

(4) deft指数 $= \dfrac{\text{defの歯数の合計}}{\text{被検者の総人数}}$

　1人あたりのdef歯数 (1人平均def歯数) である.

(5) def指数 $= \dfrac{\text{defの歯数の合計}}{\text{被検者の総人数}}$

・喪失乳歯を考慮しない指数で, dはう蝕のために抜去が必要な乳歯も含める.

(6) defs指数 $= \dfrac{\text{defの歯面の合計}}{\text{被検者の総人数}}$

　1人あたりのdef歯面数 (1人平均def歯面数) である.

・う蝕経験歯の治療率や未処置歯率を示すためのf歯率, d歯率もある.
・う蝕経験以外のう蝕の指数に, RID指数 (う蝕の比較増加指数で, ある一定期間における歯面単位での増量を示す)と DHC (第一大臼歯の健康度を示す) がある.

> 乳歯のう蝕経験も基本的にはDMFと同じ. ただし, 自然脱落があるので, mとeを使い分けられるように.

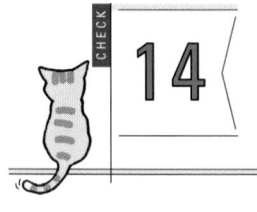

14 歯周病に関する指標

1 歯肉炎だけを評価する指標 ★★

1) PMA Index〈PMA指数〉

- 通常は，上下顎前歯部（$\frac{3 \to 3}{3 \to 3}$）唇側歯肉の，P（歯間乳頭部で10カ所），M（辺縁歯肉で12カ所），A（付着歯肉で12カ所）それぞれについて診査し，歯肉炎があれば1点，なければ0点を与える．
- すべてに歯肉炎のある場合とない場合があるので，合計は0～34点の範囲になる．
- 結果は，34診査対象部位の何カ所に歯肉炎が存在するかであるため，歯肉炎の進行度ではなく，広がりの程度を数量化したものと解釈される．
- 子どもから若い成人の調査に用いる．
- 一般的に歯肉炎が始まるのはPからで，次にMに見られ，Mに波及している場合は重症の歯肉炎である．

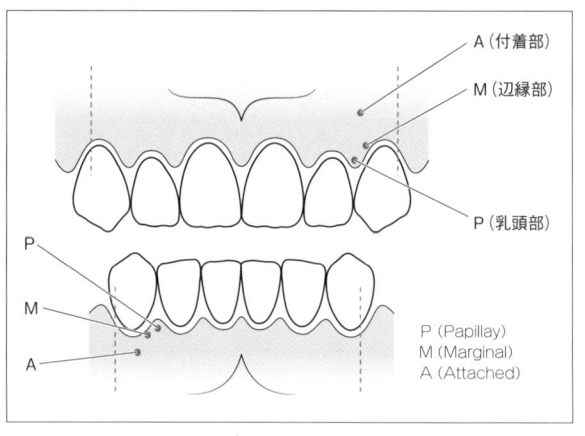

図　PMI Indexの観察部位[2]

2) GI〈Gingival Index〉

・特定6歯（$\frac{3\cdot3}{3\cdot3}$）の頬・舌側，近・遠心側の歯肉を，表の基準で評価する．まず，4歯面を平均して各代表歯の点数とする．これらを合計して6で除して1歯あたりの平均点を求める．➡個人のGI

・集団の場合は個人のGI値を合計して人数で除し，1人あたりの平均値とする．結果は0〜3点までの範囲になる．

> 0＝炎症なし，1＝軽度歯肉炎，2＝中等度歯肉炎（プロービングで出血），3＝重度歯肉炎（自然出血傾向）

・PMA Index が歯肉炎の広がりを示すのに対して，GIは広がりと進行程度の両方を示す．
・臨床検査と野外調査で利用でき，主に若年者に用いる．

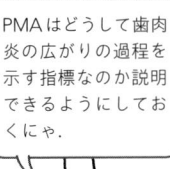

PMAはどうして歯肉炎の広がりの過程を示す指標なのか説明できるようにしておくにゃ．

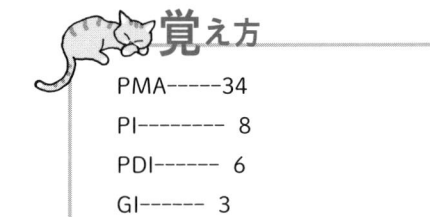

覚え方

    PMA-----34
    PI-------- 8
    PDI------ 6
    GI------ 3
    CPI歯周ポケット---2
    CPI歯肉ポケット---1
数値の大きい順に並べると覚えやすいよ！

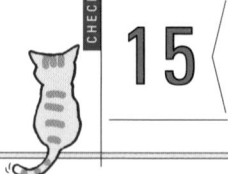

15 歯肉炎と歯周炎を評価する指標

1 PI〈Periodontal Index〉 ★

- 全歯の歯周組織について，表の基準で評価する.
- エックス線検査を利用できる場合は，表の右側も利用して評価する.
- 各歯の点数を合計して被検歯数で除して1歯あたりの平均点を求める. ➡個人のPI
- 集団の場合は個人のPI値を合計して人数で除し，1人当たりの平均点を求める. 結果は0～8点までの範囲になる.
- 成人の調査に用いる.

点数	野外調査の基準	エックス線検査を併用した場合の基準
0	歯肉炎も支持組織の破壊もない.	異常所見なし.
1	軽度の歯肉炎がある.	
2	歯の全周に歯肉炎はあるが上皮付着の明確な破壊はない.	
4		歯槽骨頂に吸収像を認める.
6	歯周ポケットが形成されているが，著明な歯の動揺はない.	歯槽骨の水平吸収はあるが，歯根長の1/2には達しない.
8	歯周破壊が進行し，歯は弛緩動揺して咀嚼機能の低下がある.	歯根長の1/2以上の骨消失，または歯根膜腔が拡大し，骨下ポケットが存在する.

2 PDI〈Periodontal Disease Index〉 ★

- 特定6歯 $(\dfrac{6}{4}\dfrac{1|4}{1|6})$ の歯周組織について，歯肉炎の進行程度から歯周ポケットの形成程度について0～6の7段階に分類して評価する.
- 個人の点数は評価点の1歯あたりの平均で，集団は1人あたりの点数になる (0～6点の範囲).

3 CPI〈Community Periodontal Index〉 ★★★

- 地域の歯周病の罹患程度とともに，予防，指導，治療などの必要度を把握するための指標である.
- CPI (WHO，2013年) によれば，従来の6分画法や特定歯による評価から，現在歯すべてを対象とすることになった. ただし，健康増進法に基づく歯周疾患検診では，$(\dfrac{76}{76}\dfrac{1|}{1}\dfrac{67}{67})$ の特定歯法を採用している.

1）診査手順

①WHO指定の歯周プローブ（CPIプローブ）を用いて，全歯あるいは特定歯のプロービングをする．挿入適圧は20gであるが20gを超えてはならない．

②改定CPIの表（p.30）の評価基準に従って，対象歯を判定する．

③全歯対象の場合は，各区分の最高点数の歯を代表とする．

④特定歯対象の場合は，6，7のいずれか点数の高いほうを代表とする．

⑤個人のCPIコードは6分画の最大のコード（Max Code）である．

⑥集団の場合は通常は平均せずに，各コード別の人数分布で示す．

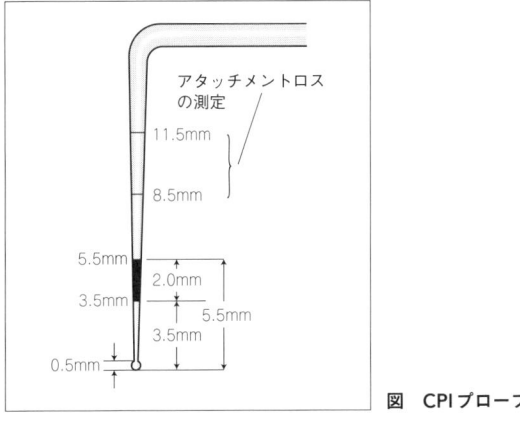

図　CPIプローブ

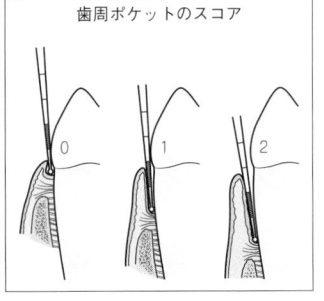

図　診査基準[2)]

2）WHOによる改定CPI

・2013年にWHOは従来のCPIを改定した．

・日本でも健康増進法に基づく歯周疾患検診や第11回歯科疾患実態調査（2016年）では改定CPIを採用している．

・診査の方法は改定前と同じであるが，歯石は診査せずに，表（p.30）のように歯肉出血と歯周ポケットを別に評価することとした．

歯肉出血のスコア

スコア	基準
0	健全
1	プロービングによる歯肉出血

歯周ポケットのスコア

スコア	基準
0	健全
1	ポケットの深さ4〜5mm
2	ポケットの深さ6mm以上

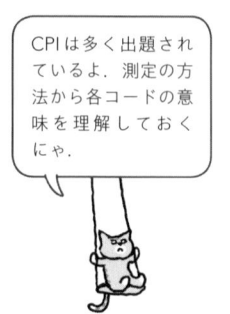

CPIは多く出題されているよ．測定の方法から各コードの意味を理解しておくにゃ．

4 歯周病の指標の分類と特徴　★★

	指標と特徴		
歯肉炎だけを評価	PMA Index 歯肉炎の広がり 通常は前歯部（まれに全歯）		GI 歯肉炎の広がりと進行程度 特定歯
歯肉炎と歯周炎を総合して評価	PI 全歯 プロービング不要	PDI 特定歯 プロービング必要	CPI 全歯または特定歯 プロービング必要

5 アタッチメントロス　★

・WHOではCPIに関連して15歳以上には，このアタッチメントロスで上皮付着の破壊程度を評価することを推奨している．
・15歳未満の子どもにはアタッチメントロスの診査は行わない．
・アタッチメントレベルとは，セメント-エナメル境からポケット底（付着の位置）までの距離．

アタッチメント
レベル

ポケット深さ

アタッチメント
ゲイン

付着獲得

アタッチメント
ロス

付着喪失

図　アタッチメントロス・アタッチメントゲイン

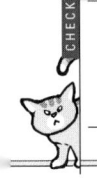

16 口腔清掃状態に関する指標

1 OHI〈Oral Hygiene Index〉 ★★★

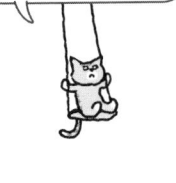

口腔清掃状態に関する指標は口腔清掃法に直結するため重要だよ.

- プラーク付着面積と歯石の付着状況から口腔清掃状態を評価する指標である.
- プラークが付着していなくても外来性付着物がある場合は評価する.
- OHIは表の基準に従って全歯の頬面と舌面を診査し, 6分画それぞれのの最高点数をチャートに記入する. それらを合計したものを分画数の6で除して, プラーク指数のDI〈Debris-Index〉と歯石指数のCI〈Calculus Index〉を個別に算出する. OHIはDIとCIの合計である. $\boxed{OHI = DI + CI}$
- 結果は0〜12点の範囲になる.
- OHIは $\dfrac{7—4|3—3|4—7}{7—4|3—3|4—7}$ の全歯を診査し6分画それぞれの最高点で評価する.

	プラークに関する基準	歯石に関する基準
0	プラークも外来性付着物もない	付着なし
1	プラーク付着が歯面の1/3以内, 外来性色素付着あり	歯肉縁上歯石付着が歯面の1/3以内で, 歯肉縁下歯石なし
2	プラーク付着が歯面の1/3〜2/3	歯肉縁上歯石付着が歯面の1/3〜2/3, あるいは歯肉縁下歯石が歯頸部に点在
3	プラーク付着が歯面の2/3以上	歯肉縁上歯石付着が歯面の2/3以上, あるいは歯肉縁下歯石が歯頸部に帯状に存在

2 OHI-S〈Oral Hygiene Index-Simplified〉 ★★★

- OHI-Sは次の特定歯の特定歯面を診査する.
- 1番が重度う蝕, 歯列不正, 欠損などで不適格の場合は反対側の2番で代替する. 臼歯は5番以降の歯と定義されているので6番が不適格の場合は7番になる.

  OHI-Sは $\dfrac{6\ 1\ |\ 6}{6\ \ |\ 1\ 6}$ の下顎6番は舌側, それ以外は唇頬側で評価する.
- OHIと同じ基準で診査し, チャートに記入する. それらを合計したものを分画数の6で除して, プラーク指数のDI-Sと歯石指数のCI-Sを個別に算出する.
- OHIはDI−SとCI−Sの合計である. $\boxed{OHI - S = DI - S + CI - S}$
- 結果は0〜6点の範囲になる.
- OHIが頬側と舌側の合計であるのに対してOHI-Sは片側なので点数はOHIよりも低くなる (およそ半分).

❸ PCR〈O'Leary の Plaque Control Record〉 ★★★

・歯頸部プラーク付着から口腔清掃の改善度を評価する指標である.
・全歯の近・遠心隣接面と唇頬・舌面の歯肉側歯頸部のプラーク付着の有無を判定する.
・歯垢染色剤を用い，チャートの各歯面においてプラーク付着が確認された歯面数を数える.

$$PCR (\%) = \frac{プラーク付着歯面数}{総被検歯面数} \times 100$$

・結果は0〜100%の範囲になる.
・臨床的には，まず PCR20%以下を目指す.

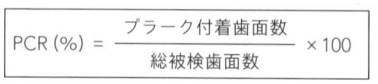

図　O'Leary の PCR 評価に用いるチャート

❹ PHP〈Patient Hygiene Performance〉 ★★

・患者の口腔清掃実行度を評価する指標である.
・OHI-S と同じ特定歯の特定歯面を図のように5分割して，各部のプラーク付着の有無を判定する.

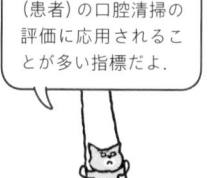

PCR と PHP は個人（患者）の口腔清掃の評価に応用されることが多い指標だよ.

1）PHP の診査部位

・歯垢染色剤で，プラーク付着が確認された部位には1点を与えて総計する.

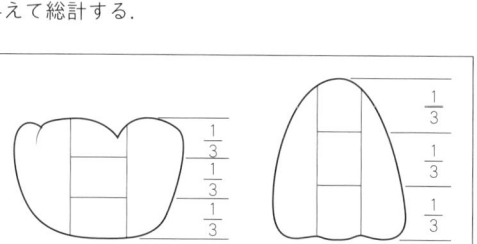

図　PHP の診査部位

$$PHP = \frac{各歯面の点数の総計}{総被験歯面数}$$

・結果は0〜5の範囲になる.

【口腔清掃状態に関する指標の最高値】
PCR----100%
OHI----12
OHI-S—6
PHP----5

CHECK 17 その他の指標

1 CFI〈Community Fluorosis Index；地域フッ素症指数〉 ★★

・地域におけるフッ化物摂取量の程度を判定する指標である.
・表のようにDeanの歯のフッ素症の分類別に点数が与えられている.
・全歯の唇頬側歯面を診査し, 該当する点数を与える.
・最高症度から2番目の点数を個人のCFIとし, 以下の計算式でCFIを求める.

症度分類	点数
Normal（正常）	0
Questionable（疑問型）	0.5
Very Mild（軽微症型）	1
Mild（軽症型）	2
Moderate（中等症型）	3
Severe（重症型）	4

$$CFI = \frac{個人のCFIの総計}{総被検者数}$$

※分子を∑（各症度の点数×各症度の人数）と示すこともできる.

・結果は0〜4の範囲になり, 次の表のように判断される.

<0.4（0.4未満）	公衆衛生学的に問題なし →地域全体のフッ化物摂取は過剰な状態ではない. 水道水フロリデーションなどの実施を検討する余地あり.
0.4〜0.6	境界域 →地域全体のフッ化物摂取は過剰とはいえないが, 継続的な監視が必要.
>0.6（0.6超）	歯のフッ素症の流行地域 →飲料水などに過剰に含まれるフッ化物の濃度を低下させるような措置が必要.

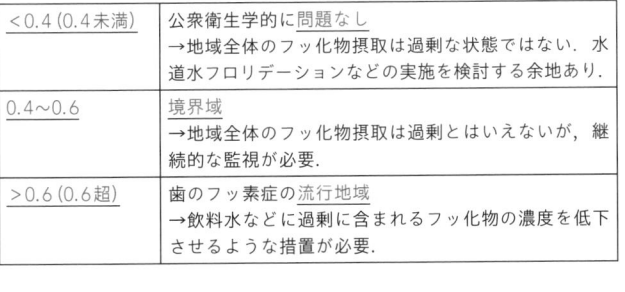

フッ化物摂取が過剰になる要因として最も考えられるのは, 飲料水中のフッ化物濃度だよ.

2 不正咬合と歯列不正の指標 ★

1）DAI〈Dental Aethetic Index〉
・WHOの提唱する咬合異常の指標であり, 一部は歯科疾患実態調査で採用されている.
・12歳以上の永久歯列を対象に, 切歯・犬歯・小臼歯の欠損歯数, 切歯部の叢生・空隙, 正中離開, 上顎前歯部と下顎前歯部のオーバージェットなどを診査する.

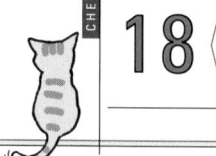

歯科疾患の疫学 ①

1 疫学的特徴 ★

- ・集団の観察を通して統計学的に確率が高いと判断された所見である.
- ・う蝕または歯周病だけに特有な疫学的特徴, 両方に共通の特徴がある.

2 う蝕と歯周病に共通の特徴 ★★

- ・有病者が多い.
- ・罹患が直接の原因で死亡することはほとんどない.
- ・日和見感染である.
  - ▶原因菌が定着することで発病するわけではない. 定着して常在菌となり, 発病に適した条件がそろうと発病する.
- ・発病に年齢的特徴がある.
- ・歯種, 歯面によって感受性が異なる.
- ・一般に慢性の経過をとり, 自然治癒力が弱い.
- ・生活習慣病である.
  - ▶特に食習慣と歯の沈着物との関連が強い.
- ・社会経済的水準 (学歴, 収入など) が低いほど有病者が多い.

3 う蝕に特有の疫学的特徴 ★★

- ・加工食の始まった比較的現代人にみられる.
- ・人種や民族, 地域によって差がある.
  - ▶遺伝的要因よりも生活習慣, フッ化物の利用状況などの要因による影響が大きい.
- ・萌出直後ほど感受性が強い.
  - ▶永久歯う蝕は萌出後2〜4年で発生することが多い.
- ・性差がある.
  - ▶以前は男性より女性に多かったが, 最近ではほとんど差がなくなった.
- ・歯種, 歯面によって感受性が異なり, 発生程度も異なる.
  - ▶第一・第二大臼歯が最多で犬歯が最少.
  - ▶上顎切歯に多く下顎切歯に少ない.
  - ▶咬合面に多く, 次いで隣接面に多い.
  - ▶左右側の同名歯に同じ程度に発生する.
- ・スクロース摂取 (特に頻回摂取) に関係する.
- ・歯の形成期からのフッ化物摂取 (特に飲料水を通して) ならびに萌出後のフッ化物応用により, かなり予防できる.

1）乳歯う蝕の推移

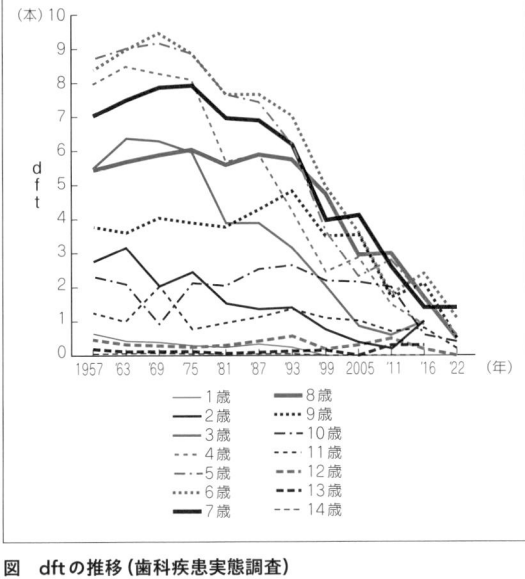

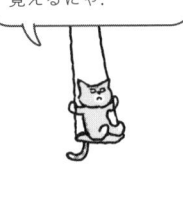

歯科疾患の疫学的特徴については，う蝕と歯周病に共通の特徴とそれぞれに固有の特徴とを整理して覚えるにゃ.

図　dft の推移（歯科疾患実態調査）

2）永久歯う蝕の推移

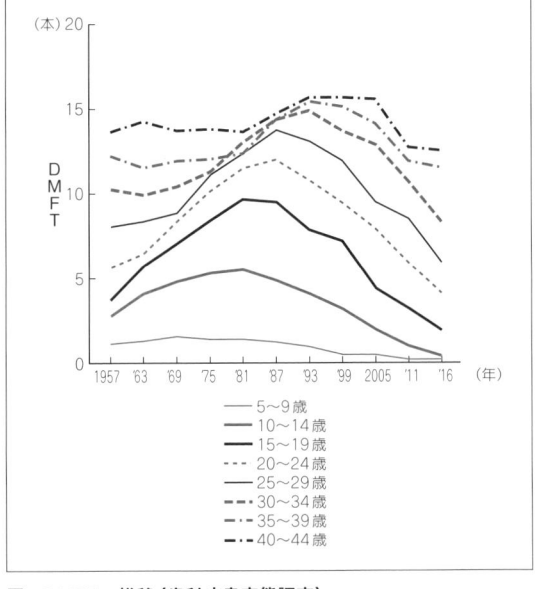

図　DMFT の推移（歯科疾患実態調査）

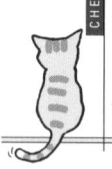

19 歯科疾患の疫学 ②

1 歯周病に特有の疫学的特徴 ★★

- 古代からみられる疾患である.
- 社会経済的水準の低い集団で有病率が高い.
  - ▶社会経済的水準は教育程度に関連し, 教育程度が低いほど生活習慣が良好でなくなることが主な理由である.
- 性差がある.
  - ▶女性より男性に多い (統計的有意であることはまれ)
- 歯種・歯面によって感受性に差があり, 発生程度も異なる.
  - ▶上下顎前歯部と上顎大臼歯部に多く, 上下顎犬歯と下顎小臼歯で少ない.
  - ▶上顎では頬側, 下顎では舌側で重症化する.
- 年齢的特徴がある.
  - ▶歯肉炎は幼児期から発生し, 思春期で急増する.
  - ▶歯周炎は思春期から発生し, 30〜40歳以降に急増する.
- 口腔清掃状態と密接に関連する.
  - ▶プラーク付着程度・量と正の相関, 歯磨き回数と負の相関関係がある.
- 全身的要因を受けやすい.
  - ▶栄養不足 (タンパク質, ビタミンB複合体・C・D, CaとP), 内分泌障害, 喫煙, ストレスなどによって増悪する.

2 歯の喪失の疫学 ★

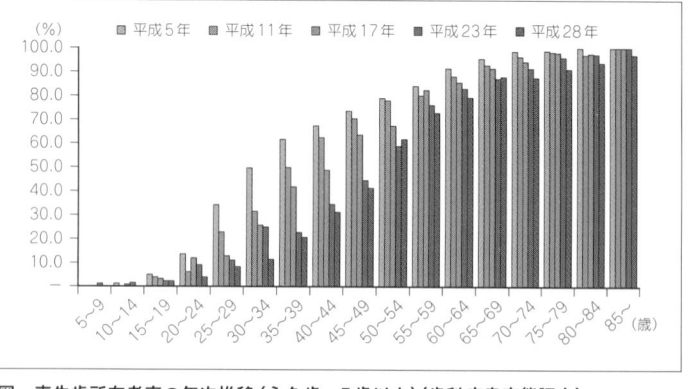

図　喪失歯所有者率の年次推移〈永久歯：5歳以上〉(歯科疾患実態調査)

- 2018年に公益社団法人8020推進財団が行った「永久歯の抜歯原因調査」によれば，①<u>歯周病</u>37％，②<u>う蝕</u>29％，③破折18％，④埋伏歯5％，⑤矯正2％という順であった.
- 永久歯を喪失する者は年齢とともに増加するが，以前より<u>減少</u>傾向にある.

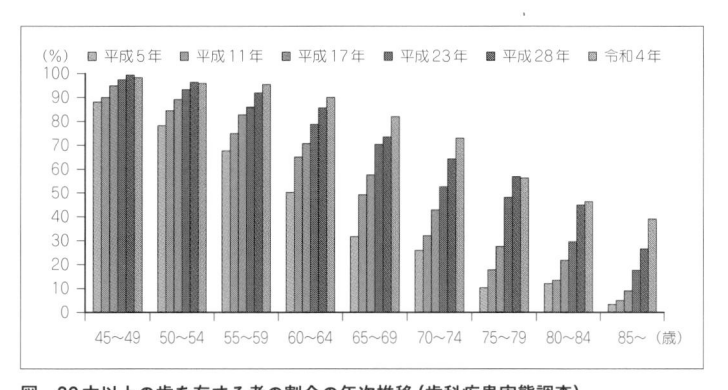

図 20本以上の歯を有する者の割合の年次推移 (歯科疾患実態調査)

- 8020達成者は<u>51.6</u>％と推定されている.
- 永久歯のうち歯の寿命最長は<u>下顎犬歯</u>(男性66.7年，女性66.2年)，次いで下顎中切歯と側切歯 (ほぼ66年).
- 歯の寿命最短は<u>下顎第二大臼歯</u>(男性50年，女性49年)，次いで上顎第二大臼歯 (ほぼ51年)，下顎第一大臼歯 (ほぼ54年).

3 口腔の悪性新生物の疫学的特徴 ★★

- 悪性新生物全体に占める発生割合は<u>1〜3</u>％程度.
  - ▶口唇，口腔，咽頭の癌は全悪性新生物の1〜3％を占める.
- 性差が著明.
  - ▶男性は女性の約<u>2</u>倍の発生
- 部位別で発生に差がある.
  - ▶<u>舌</u>が最も多く，次いで<u>歯肉</u>，副鼻腔，口腔底
- 喫煙と飲酒による影響が著明.
  - ▶喫煙者は非喫煙者より発生が著明に多い.

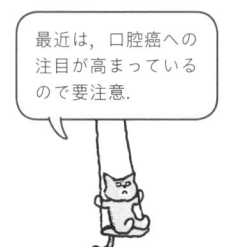

最近は，口腔癌への注目が高まっているので要注意.

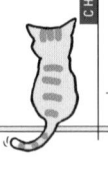

20 衛生統計の基礎

1 代表値と分散 ★

・数量データの分布は集団の中心とばらつきで示すことが多い．
・数量データで分布が対称の場合は，<u>平均値</u>±<u>標準偏差</u>として示す．
・数量データで分布が対称でない場合または順序尺度は<u>中央値</u>で示す．

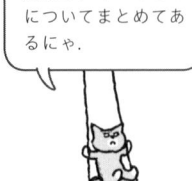

ここでは，新出題基準の衛生統計の基礎の小項目に具体的に記載されているものについてまとめてあるにゃ．

2 集団の中心を表す代表値 ★★

(1) <u>平均値</u>：数量データの合計をデータ数で割った値
(2) <u>中央値</u>：データを大きい順(または小さい順)に並べたまん中の数値
(3) <u>最頻値</u>：階級別のデータのうち，最も度数の多い階級値

3 集団のばらつきを表す代表値 ★

(1) <u>範　囲</u>：最大値と最小値の差
(2) <u>偏　差</u>：平均値と個々のデータの差
(3) <u>分　散</u>：偏差平方和をデータ数で割った値
(4) <u>標準偏差</u>〈SD：standard deviation〉：分散の平方根 CP

4 正規分布 ★★

・自然界に最も多くみられる分布であり，<u>ヒストグラム</u>(度数分布曲線)は左右対称のつり鐘型で，平均値，中央値，最頻値が一致する．
・累積度数曲線は引き延ばされた<u>S字型</u>を示すが，正規確率紙にプロットすると<u>直線</u>になる．
・平均値±1標準偏差内に全データの約<u>68</u>％が入り，平均値±2標準偏差内には約<u>95</u>％，平均値±3標準偏差内にはほぼ<u>100</u>％が入る．

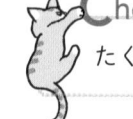

Check Point

たくさんのデータのばらつきを表す代表値には何がある？

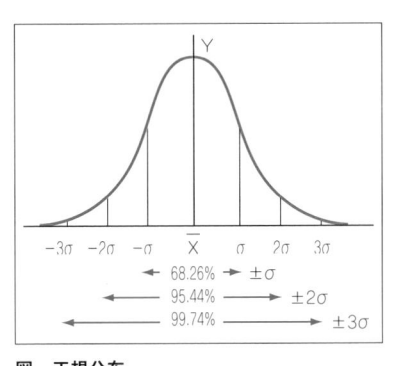

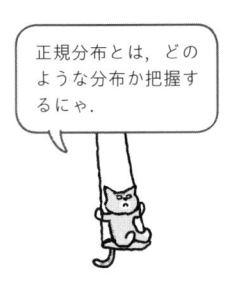

正規分布とは，どのような分布か把握するにゃ.

図 正規分布
※σは標準偏差〈SD〉を示す

5 測定の尺度〈scale〉によるデータの分類 ★

1）属性（質的，分類，カテゴリー）データ
(1) 名義尺度（**名目尺度**）：性別や電話番号のような意味をもたない数値（符号）.
(2) 順序尺度：100m走の着順のように数値（符号）の大小がある順序を示すが一定間隔ではないもの.

2）数量（量的，計算）データ
(1) 間隔尺度：摂氏で表わす気温のように，一定の間隔をもつ測定データであるが，絶対的な0の基準がないため，10℃の2倍高いのが20℃とはいえないもの.
(2) 比率（**比例**）尺度：身長や体重のように0（ゼロ）点を有するもので，10cmの2倍長いのが20cmであるといえるもの.

6 相関（回帰分析） ★★

・相関とは2つの数量値（xとy）の関係を示すものである.
（回帰直線式：y = ax + b）
・相関分析の結果が有意であっても，2つの数量値に因果関係があるとは限らない.

正と負の相関関係についても理解しておくにゃ.

1）相関係数（r）
・rは −1〜+1の範囲で+1が完全な正の相関，−1は完全な負の相関.
・それぞれに近いときは相関関係あり. 0に近いときは無相関.
・2つの数量値に相関があるかどうかについては相関係数の有意性の検定をする.

7 標本調査の必要性 ★

- 現実には全数調査 (母集団に属するすべてのデータを収集し，集団の特徴や傾向を明らかにする手法) ができないことが多い．
  - 例：母集団のデータ数が多すぎて全数調査が困難であったり，母集団を特定することができないことがある．そのような場合には，集団の一部のデータを収集して調査し，集団全体の特徴や傾向を明らかにする手法を用いる．これが標本調査である．
- ただし標本は母集団の性質が反映されている必要があるので，無作為〈random〉抽出によらなければならない．

```
全体 (population；母集団)  ⇒  部分 (sample；標本)
        選ぶ (sampling；抽出)
```

8 無作為抽出法 ★★

- 母集団に含まれる個体が標本として選ばれる確率が等しくなる抽出法．

1) 単純無作為抽出法
- 抽選や乱数表を用いる．

2) 等間隔 (系統) 抽出法
- 無作為に出発点を決め，その後一定の間隔で抽出する．

3) 多段抽出法
- 一段抽出 (たとえば都道府県) をし，その後二段抽出 (市郡)，三段抽出 (町村) をする．

4) 層化抽出法
- 母集団をある要因で層分けし，各層から無作為に抽出する．

5) 集落抽出法
- 母集団をグループ (集落) に分け，いくつかのグループを無作為抽出し，抽出されたグループは全数調査する．
- ＊応募法，割り当て法，患者対照研究のマッチングは有意抽出法である．

どのような場合に，どの検査方法を使用するのかについて把握しておくにゃ．

9 標本調査による推定と検定 ★★

1) 母集団の平均値の推定
- 標本調査から母集団の平均値 (母平均) を推定するのは区間推定である．
- 一般には95%の信頼区間で推定する．
  - 例：母平均が10〜12の範囲にあると推定された場合は，95%信頼区間 (10，12) あるいは11±1と示す．

2) 名目尺度の検定

- ・たとえば，好きな色に性別による分布差があるのかというテーマで，男性50人と女性50人の標本を調査したところ，下表の結果になったとする.

	赤	ピンク	オレンジ	黄	青	黒
男	3人	2人	18人	16人	5人	6人
女	8人	23人	10人	4人	2人	3人

- ・これを統計的に検定するにはχ^2検定 (カイジジョウ検定) である.

3) 2標本の数量データの検定

- ・たとえば，12歳の身長に男女差があるかというテーマで，男児50人と女児50人の標本を調査したところ，女児のほうが男児よりも平均で2cm高かった. この差が有意なものかどうかを検定するのはt検定である.
- ・ただしt検定は，身長が正規分布に従うという前提での検定であり，正規分布に従わない場合はウィルコクソンの検定になる.

4) 3標本以上の数量データの検定

- ・t検定は2標本 (先の例では男児と女児) 間の平均値の差の検定である.
- ・たとえば，日本，中国，韓国の20歳男子の身長に差があるかというテーマで検定する場合は分散分析を用いて検定し，どの標本間に差があるかを確定するには多重比較という手法を用いる.

5) 検定の際の有意水準

- ・一般的に統計検定の有意水準は5% (0.05) に設定する. その差が生じる確率が5%未満の場合はめったに起こらないものと判断して，差がある (有意差あり) とする. その際の記号は$p < 0.05$となる. CP
- ・差がない場合は有意差なし ($p \geq 0.05$) となる.

Check Point

p<0.05とはどういう意味?

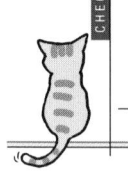
21 歯科保健統計 ①

1 歯科疾患実態調査（厚生労働省） ★★

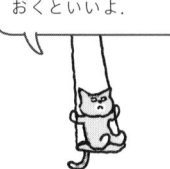

歯科疾患実態調査の
調査内容と結果の概
要について整理して
おくにゃ．時間があっ
たら，教科書をみて
おくといいよ．

- 昭和32 (1957) 年の第1回調査から平成23 (2011) 年の第10回調査まで6年ごとに実施されてきた．第11回調査は5年後の平成28 (2016) 年に行われた．第10回調査から一般統計調査となった．
- 層化無作為抽出された満1歳以上を対象とした標本調査である．
- 第12回調査は令和3 (2021) 年に実施予定であったが，新型コロナウイルス感染症流行の影響で中止となり，令和4 (2022) 年に実施された．

1) 第12回調査の内容

(1) 口腔内診査によるもの

- 現在歯の状況（う蝕や処置の状況を含む）：未処置う蝕は軽度う蝕 (Ci) と重度う蝕 (Ch) に分類される．
- 喪失歯およびその補綴状況．
- 歯肉の状況：CPIの改定基準により，14歳未満は歯肉スコアのみ．20歳未満は第二大臼歯を除外．
- 歯列・咬合の状況：12～20歳を対象に一部DAIの基準を採用．
- インプラントの状況：第10回調査からの新規項目．

(2) 問診によるもの

- フッ化物応用経験の有無：フッ化物塗布，フッ化物洗口，フッ化物配合歯磨剤，その他について問診，第11回調査からの新規項目．
- 歯ブラシの使用状況：1日の歯磨き回数．
- 歯磨き以外の口腔清掃：デンタルフロス・歯間ブラシの使用，舌清掃，その他
- 顎関節の状況：6歳以上第9回調査からの新規項目．
- 歯科検診の受診状況：第12回調査からの新規項目．
- 矯正歯科治療の経験の有無．

2) 第12回調査の結果の概要

(1) 現在歯とう蝕

- 各年齢階級で現在歯が増加．80～84歳の一人平均現在歯数は約15.6本，20歯以上の保有者は約45.6%（75～84歳の推計で約51.6%）． CP
- 乳歯・永久歯ともにう蝕有病者の減少が継続．12歳児のDMFT指数は0.3であったが，11歳児は1.0であり，過小評価の可能性が高い（2021年の学校保健統計調査の12歳児DMFT指数は0.63）．
- 1～14歳児のフッ化物塗布経験者は毎回増加してきたが，第10回の64%から第11

回<u>62.5</u>％，第12回41.5％と低下した．
・全年齢ではフッ化物塗布経験者13.1％，フッ化物洗口は13.2％，フッ化物配合歯磨剤の使用は52.4％であった．
・歯ブラシの使用状況は益々改善し，2回または3回以上磨く者（1日2回が50.8％，3回以上が28.4％で2回以上は<u>79.2</u>％）が増え，その他は減少．
・全体で歯科検診を受けたのは58％であったが，30歳から50歳までで低い傾向であった．

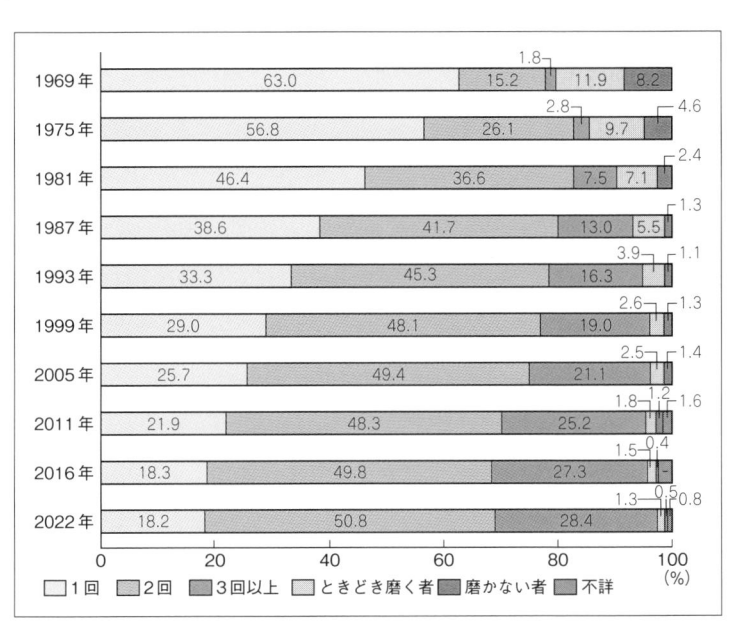

図　歯磨き回数の推移（歯科疾患実態調査）
2022年の集計は歯がない人を除く．

Check Point

8020達成者は何％？

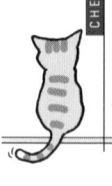

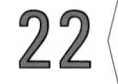

歯科保健統計 ②

1 国民健康・栄養調査（厚生労働省） ★

1）実施
- 平成15（2003）年より健康増進法のもとに，毎年，一般統計調査として実施されている標本調査である．
- 以前は，栄養改善法のもとに国民栄養調査として実施されていた．
- 令和2年と3年の調査は新型コロナウイルス感染症流行の影響で中止．

2）調査内容
- 栄養摂取状況と身体状況（身長，体重，腹囲，血圧，血液検査），および運動，飲酒，喫煙などの生活習慣などの毎年実施する基本項目と周期的に実施する重点項目とがある．
- 平成21（2009）年の重点項目は歯の健康と食生活で健康日本21の評価に関する事項であった．

2 学校保健統計調査（文部科学省） ★★

1）実施
- 幼稚園，小・中学校，高等学校を対象に，毎年，基幹統計調査として実施されている標本調査である．

2）調査内容
- 身長や体重などの発育状態と歯・口腔の疾病・異常を含む健康状態について調査している．

3）調査結果

主な疾病・異常等の被患率（令和4年度学校保健統計調査） CP

区分	裸眼視力1.0未満の者	眼の疾病・異常	耳疾患	鼻・副鼻腔疾患	むし歯（う歯）	ぜん息
幼稚園（5歳）	24.95	1.27	2.36	3.03	24.93	1.11
小学校	37.88	5.28	6.60	11.44	37.02	2.85
中学校	61.23	4.95	4.76	10.70	28.24	2.23
高等学校	71.56	3.58	2.25	8.51	38.30	1.71

(%)

4）12歳児のDMFT指数の推移

昭和59年	平成2年	12年	20年	22年	24年	26年	28年	30年	令和4年
4.75	4.30	2.65	1.54	1.29	1.1	1.0	0.8	0.7	0.6

学校保健統計調査のうち，歯科の結果について把握しておくことが大切にゃ．

③ 患者調査（厚生労働省）　★

1）実施

・層化無作為抽出された医療施設（病院と診療所）を対象に，3年に1回，基幹統計調査として実施されている標本調査である．

2）調査内容

・調査日1日における患者の性別，年齢，入院・外来の種別，受療状況について調査する．

3）調査結果〔令和2（2020）年〕

・10月のある1日における患者の受療状況は，病院が約265万人，一般診療所が約436万人，歯科診療所が約133万人で歯科診療所が全体の16%であった．
・全体では入院が減少傾向，外来は横ばい傾向が続いている．

Check Point

幼稚園，小学校，中学校，高等学校で罹患率のトップと2番目は？

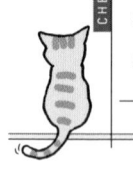

23 地域歯科保健活動

1 地域歯科保健 ★

- 現在の地域保健活動は，全国画一的なものではなく，各地域の特性に合わせたライフステージごとの保健サービスが展開されている.
- 行政組織としては，国（厚生労働省），都道府県，政令市（政令指定都市・中核市など単独で保健所を設置している市）・特別区（東京23区），市町村がある.

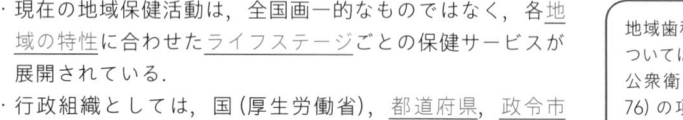

地域歯科保健活動については，「衛生学・公衆衛生学」(p.75～76) の項目とも関連づけておくといいよ.

1) 行政体系

- 国→都道府県→市町村が一般的であるが，国→政令市，国→特別区という体系もある.
- 地域保健法において，都道府県は施設の整備，人材の確保，調査研究，市町村への援助などを担当し，市町村は対人保健サービスを担当する.

2) 保健所と市町村保健センター（p.75参照）

(1) 保健所【地域保健法】

- 公衆衛生の高度専門機関. 設置数は減少傾向にある.
- 医師，保健師，歯科医師，歯科衛生士，薬剤師，管理栄養士など医療職種が豊富で種々の保健問題に対応できる.
- 業務は，地域保健に関する思想の普及向上，人口動態統計，栄養の改善と食品衛生，医事および薬事のほか，歯科保健，精神保健，難病，エイズ，結核および感染症など.

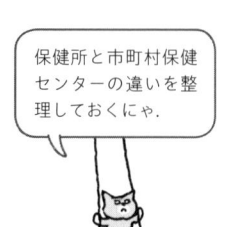

保健所と市町村保健センターの違いを整理しておくにゃ.

(2) 市町村保健センター【地域保健法】

- 地域住民に身近な対人保健サービスを行う拠点. 設置数は増加傾向にある.
- 保健師と栄養士が中心に活動している.
- 業務は健康相談，保健指導，健康診査，地域保健に関するサービスなど.

2 進め方と評価 ★★

①地域の健康問題を発見するために，住民からの訴えや既存資料の検討，健康診査，保健調査などを実施して現状の把握を行う．
②次に問題点を把握して原因などを分析する．
③その後は PDCA サイクルにそって，活動計画 (Plan) →活動実施 (Do) →活動評価 (Check) →見直し (Action) と進む．
・評価については，活動成果 (疾患の減少など) についてのアウトカム評価，活動実績 (実施回数，参加人数など) についてのアウトプット評価，活動手順についてのプロセス評価，仕組みや体制についてのストラクチャー評価がある． CP

3 方法 ★★

1）ポピュレーションアプローチ

・保健活動の対象者の全員に何らかのアプローチをすること．
・たとえば，幼児の乳歯う蝕予防を目的とした地域歯科保健活動の一環として，3歳児歯科健康診査に来場した保護者全員に，う蝕予防のリーフレットを渡して説明するなど，全員の健康水準の向上を目指している．

2）ハイリスクアプローチ

・保健活動の対象者のうち，特にリスクの高い者に絞って何らかのアプローチをすること．
・たとえば，幼児の乳歯う蝕予防を目的に，3歳児歯科健康診査の○型以外の児にフッ化物歯面塗布を実施するなど，ハイリスク児の健康水準の向上を目指している．

Check Point

地域保健活動の評価方法は？

4 都道府県と市町村の歯科保健業務 ★

1) 都道府県等における歯科保健業務

---

1 地域歯科保健体制の整備について
(1) 企画・調整・計画の策定
(2) 歯科専門職の確保
(3) 調査・研究
(4) 情報の収集・提供
(5) 事業所, 学校との連携

2 人材の育成・活用について
(1) 歯科専門職等に対する教育研修
(2) 食生活改善推進員等ボランティアの育成, 支援
(3) 歯科衛生士養成への協力

3 保健所における歯科保健業務について
(1) 専門的かつ技術的な業務の推進
(2) 連携, 調整
(3) 調査・研究等の推進
(4) 情報の収集・提供
(5) 企画・調整機能の強化
(6) 市町村に対する技術的な指導・支援
(7) 保健所を設置する市 (特別区) の保健所における歯科保健業務について

---

2) 市町村等における歯科保健業務について

---

1 企画・実施体制の調整
(1) 歯科保健に関する計画の策定
(2) 情報収集・提供
(3) 歯科衛生士の確保
(4) 医療・福祉関係機関等との連携・協力体制の整備
(5) 事業所, 学校との連携
(6) 市町村保健センターの口腔保健室の整備

2 歯科保健事業について
(1) 母子に関すること
(2) 成人に関すること (8020運動等)
(3) 老人に関すること (在宅寝たきり老人も含む)
(4) 地域の特性に応じた歯科保健事業等

3 地域組織育成について

4 啓発普及について

5 人材育成・活用について

(厚生省健康政策局長通知:都道府県及び市町村における歯科保健業務指針について. 平成9年より抜粋)

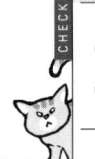

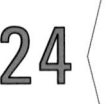

24 母子歯科保健

1 妊産婦歯科健康診査 ★

- 妊娠中はう蝕と歯周病, 口臭, 智歯周囲炎, 口内炎のリスクが高まる.
- 原因は, 食生活の変化 (間食回数の増加, 嗜好の変化), 口腔清掃状態の悪化 (つわりの影響), 唾液pHの低下, 女性ホルモン (エストロゲン, プロゲステロン) の分泌増加である.
- 妊娠中の歯科治療は妊娠5〜7か月の安定期に受けるようにする.

2 1歳6か月児歯科健康診査 ★★★

- 母子保健法に基づき, 市町村が満1歳6か月を超え2歳に達しない幼児を対象に実施する法定健診である.
- 上顎乳前歯部う蝕が発生し始める時期である.
- 哺乳ビン使用者や母乳を夜間に与えている児には注意を要する.
- ほかに先天的な異常や発達状態も観察して, 適切な保健指導を行う.

> 1歳6か月児健康診査と3歳児健康診査が各市町村で実施されているよ. 対比させて整理しておくにゃ.

問診事項	→危険因子	
主な養育者 母乳の有無 哺乳ビン よく飲むもの 間食時刻 歯の清掃	父母 与えていない 使用していない 牛乳 決めている 行う	その他 (　　　) 与えている 使用している 清涼飲料水など 決めていない 行わない
視診項目	→危険因子	
プラーク付着状態:上顎乳切歯4歯の唇面の1/2以上にプラークが付着していたら清掃不良とする.	良好	不良
診査項目		
生歯:現在歯のことで, 通常はE以外の16歯が萌出 う蝕:要治療のう蝕 (未処置歯) と処置歯 歯肉・粘膜:異常なし・あり (　　　) 不正咬合:なし・要注意 (　　　)		
う蝕罹患型の判定 　O_1型:う蝕がなく, かつ口腔環境がよい (危険因子が少ない) 　O_2型:う蝕はないが, 口腔環境が悪い (危険因子が多い) ので, 近い将来う蝕の発 　　　　生が予想される 　A型:上顎前歯部だけ, または臼歯部だけにう蝕がある 　B型:上顎前歯部と臼歯部にう蝕がある 　C型:臼歯部と上下顎前歯部にう蝕がある 　　　　(下顎前歯部だけにう蝕があるものも含める)		

3 3歳児歯科健康診査 ★★★

・母子保健法に基づき，市町村が満3歳を超え4歳に達しない幼児を対象に実施する法定健診である．
・すべての乳歯が萌出し乳歯列は完成し，う蝕感受性が明確になっている．
・乳臼歯部う蝕の急増期で，1歳6か月児歯科健康診査で危険因子と判定された項目の改善状況を確認する機会でもある．そこで1歳6か月児歯科健康診査の問診事項に間食の回数と保護者の仕上げ磨きが追加された．

視診項目	→危険因子	
プラーク付着状態：ほぼ全歯の唇頬側面にプラークが付着していたら清掃不良とする．	良好	不良
診査項目		
生歯：通常は20歯が萌出 う蝕：要治療のう蝕（未処置歯）と処置歯 歯肉・小帯・その他：異常なし・あり（　　　） 不正咬合：反対咬合，開咬（ゆびしゃぶり有・無），その他（　　　）		
う蝕罹患型の判定 　O型：う蝕がない 　A型：上顎前歯部だけ，または臼歯部だけにう蝕がある 　B型：上顎前歯部と臼歯部にう蝕がある 　C1型：下顎前歯部だけにう蝕がある 　C2型：下顎前歯部を含むほかの部位にう蝕がある　CP		

Check Point

3歳児歯科健康診査におけるう蝕罹患型のうち，A型とB型，C1型とC2型の違いは何？

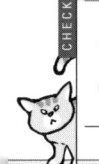

25 学校歯科保健

1 学校歯科保健 ★★

- ・学校保健の保健教育において，学校歯科医や歯科衛生士が歯科分野の保健教育を担当することがある．
- ・学校保健管理においては，歯科健康診断 (歯科衛生士は筆記などの補助業務)，予防処置，健康相談，保健指導に携わる．
- ・保健組織活動においては学校保健委員会へ出席するなどがある．

2 定期学校歯科健康診断 ★★★

- ・幼稚園，小・中学校，高等学校において，毎学年6月30日までに定期歯科健康診断を実施し，結果を実施後21日以内に通知する．
- ・COやGOの観察のために秋期に臨時の健康診断を実施することもある．
- ・小学校入学前の就学時歯科健康診断は，就学4カ月前 (11月30日) までが原則 (3カ月前まででも可) であり，市町村教育委員会が実施する．
- ・児童生徒健康診断票 (歯・口腔) に記録する．

1) 学校歯科健康診断で用いる記号

永久歯	記号	説明
現在歯	−, /, \	現在萌出している歯.
要観察歯	CO	視診では明らかなう窩のあるむし歯と判定できないが，放置するとむし歯に進行すると考えられる歯.
むし歯 (D)	C	視診にて歯質にう蝕性病変と思われる実質欠損が認められる歯. 二次う蝕も含む.
喪失歯 (M)	△	むし歯が原因で喪失した歯. 乳歯には用いない.
処置歯 (F)	○	
乳歯	記号	説明
現在歯	−, /, \	現在萌出している歯.
要観察歯	CO	
むし歯 (d)	C	永久歯に準ずる.
処置歯 (f)	○	
要注意乳歯	×	保存の適否を慎重に考慮する必要があると認められる乳歯.

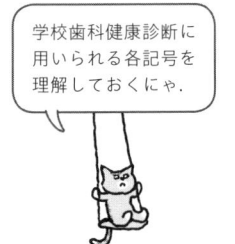

学校歯科健康診断に用いられる各記号を理解しておくにゃ.

(「学校歯科医の活動指針」平成27年改訂版改変)

2）児童生徒健康診断票

児童生徒健康診断票（歯・口腔）
小・中学校用

| 氏 名 | | | | | | 歯　　式 | 性 別 | 男　女 | 生年月日 | 年 | 月 | 日 |

歯の状態表の内容：

- ・現在歯　　　　　　　　　　（例 ＼ ＼）
- ・う 歯　　　未処置歯　　　C
- 　　　　　　処置歯　　　　○
- ・喪失歯（永久歯）　　　　　△
- ・要注意乳歯　　　　　　　　×
- ・要観察歯　　　　　　　　　CO

・顎関節，歯列・咬合は問診や観察などで異常がなければ0，定期的な観察を必要とするなら1，精密検査が必要なら2に〇を付ける.

・歯垢は前歯部唇面を観察し，ほとんど付着がなければ0，歯面の1/3以下の付着は1，歯面の1/3以上の付着は2に〇を付ける.

・歯肉は前歯部を観察し，炎症や歯石がなければ0，軽度歯肉炎程度で歯石がなければ1（GO；歯周疾患要観察者で学校における保健指導の対象となる），歯肉炎と歯石がある，または重度の歯肉炎や歯周炎があるなど精密検査と治療が必要であれば2（G）に〇を付ける.

・歯肉に炎症がなくて歯石がある場合は，学校歯科医の所見の欄にZSと記入して歯科医院への受診を勧める.

・現在歯（＼または――；乳歯と永久歯に共通），未処置う蝕（程度分けはせずにC；乳歯と永久歯に共通），処置歯（○；乳歯と永久歯に共通），喪失歯（△；う蝕が原因で喪失した永久歯），要注意乳歯（×；晩期残存によって永久歯の萌出に障害を及ぼす恐れのある乳歯），要観察歯（CO；う蝕になる可能性の高い歯で乳歯と永久歯に共通）

3）COとその事後措置

・う蝕とは判定できない初期病変の疑いのある歯で，治療の対象にはならないが定期的な観察が必要である.

・肉眼的に小窩裂溝の着色や平滑面の白濁として観察され，食事・間食指導，ブラッシング指導，フッ化物応用，小窩裂溝填塞などの適切な保健指導や予防処置を行うことが必要である.（CP）

・隣接面や修復物下部にう蝕が疑われたり，COが多数歯に認められたりして，実質欠損を生じる危険が高いと判断された場合は，学校歯科医の所見の欄にCO要相談と記入し，受診を勧める.

3 学校歯科医の職務 ★

①学校保健計画および学校安全計画の立案に参与する.
②健康相談に従事する.
③保健指導に従事する.
④健康診断のうち, 歯の検査に従事する.
⑤疾病の予防処置のうち, う歯その他の疾病の予防処置に従事する.
⑥市町村の教育委員会の求めにより, 就学時の健康診断のうち, 歯の検査に従事する.

4 学校保健統計調査〔令和4(2022)年度〕の結果 ★

・う蝕有病者率は, 幼稚園で24.9%, 小学校37.0%, 中学校28.2%, 高等学校38.2%と減少傾向にある.
・12歳児のDMFT指数は0.55(未処置歯0.20, 処置歯0.35, 喪失歯0.01)と減少傾向にある.

5 「生きる力」を育む歯・口の健康づくり ★

・日本学校歯科医会では, 「生きる力」を育む歯・口の健康づくり推進事業を実施している.

【ねらい】

> 学校における歯・口の健康づくりは, 子どもたちが自分の歯や口の健康状態に関心をもち, 健康上の問題について自ら考え, 歯みがきや食生活などの生活習慣を主体的に改善できる資質や能力など「生きる力」を身につけ, 生涯を通じて健康で活力のある生活を送る基礎を培うこと

Check Point

CO に対する事後措置は?

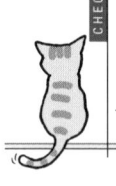

26 産業歯科保健

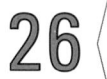

1 歯科医師による健康診断 ★

- 労働安全衛生法によって義務づけられている歯科健康診断は，塩酸，硝酸，硫酸，亜硫酸，フッ化水素，黄リン，そのほかの歯またはその支持組織に有害なもののガス，蒸気または粉塵を発散する場所での業務において歯科特殊健康診断として実施されている． CP
- 健康診断は雇い入れ時と配置替え時，その後は6カ月以内ごとに行う．
- 歯科健康診断の法的定めはないが，自主的に実施している企業もある．

2 口腔に症状を現す職業性歯科疾患 ★

1) 歯の酸蝕症
- 産業現場で扱う酸によって歯が脱灰したものである．
- 軽度の白濁から実質欠損を生じ，重度になると大きな欠損となる．
- 最初に酸に曝露する前歯部で重症化し，下顎前歯部切縁は脱灰と咬耗とで欠損が重症化しやすい．
- 予防するには作業環境管理が重要である．

2) 菓子屋う蝕症（糖蝕症）
- 菓子製造過程での味見が原因でう蝕が多発するもの．
- 一般的なう蝕予防方法で予防できる．

3) 歯の摩耗症
- 管楽器奏者，ガラス吹き工などにみられる歯の摩耗である．

Check Point

産業保健において歯科医師による健康診断が必要なのは？

原因	原因物質	疾病および口腔症状
金属	鉛	鉛中毒, 顔面蒼白, 鉛縁, 歯肉炎, 味覚の異常
	水銀	水銀中毒, 歯肉炎, 口内炎, 流涎, 金属味
	クロム	粘膜のクロム潰瘍, 口蓋および扁桃に潰瘍性口内炎
	蒼鉛	歯肉に青紫の色素沈着 (蒼鉛縁), 流涎
	銅	緑色の歯石沈着
	カドミウム	歯頸部に黄色環 (カドミウムリング)
ハロゲン	フッ素	カタル性・潰瘍性口内炎, 歯の腐食
	塩素	カタル性・潰瘍性口内炎
	臭素	カタル性・潰瘍性口内炎, 歯肉の着色
	ヨウ素	カタル性・潰瘍性口内炎, 歯肉の着色
その他の無機物	ヒ素	歯肉炎, 口内炎, 骨疽
	リン (黄リン)	潰瘍性口内炎, 骨疽 (腐骨の形成)
酸類	硫酸, 硝酸, 塩酸, 酢酸, ギ酸など	歯の酸蝕症
アルカリ性	苛性ソーダ, 苛性カリ, 炭酸ソーダなど	口腔粘膜の剥離
ガス	亜硫酸ガス	歯の酸蝕症
有機化合物	アニリン	口唇チアノーゼ, 歯肉に青紫の色素沈着
	タール	口内炎, 歯肉炎, 歯肉癌
	ベンゾール	口内炎, チアノーゼ, 唾液分泌異常
ニトロ化合物	ニトロベンゼンなど	粘膜 (特に口唇) のチアノーゼ, 歯肉の色素沈着
	PCB	歯肉の色素沈着 (青紫色)
粉塵	鉱物性および金属性	じん肺, 歯の摩耗症, 歯肉炎, 歯石沈着
作業と習慣	ガラス吹きなど	歯の摩耗症, 前歯部の半月状欠損, 歯の転移, 歯肉増殖

産業歯科医という名称は労働安全衛生法にみられるけど, 産業医のように法的に規定された業務はないよ. 歯科特殊健康診断や企業の自主的な歯科健康診断を担当している歯科医師を指すことが多いよ.

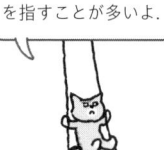

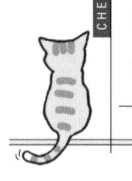

成人・高齢者・要介護者・障害者歯科保健

1 成人・高齢者の歯科保健 ★★

1) 高齢者の医療の確保に関する法律に基づく特定健康診査と特定保健指導

- 歯科衛生士もメタボリックシンドロームの特定保健指導の担当者である.
- 特に高血糖，肥満，喫煙者について歯の健康とメタボリックシンドロームとの関係を指導する.
  例：糖尿病と歯周病，肥満者へのよく噛んで食べる習慣の教育，喫煙と歯周病の関連など.

2) 健康増進法に基づく歯周疾患検診

- 40歳，50歳，60歳，70歳の節目に市町村が努力目標として実施する検診の1つ.
- CPIの基準，特定歯で診査する (p.28のCPI参照).

3) 要支援・要介護状態になるリスクが高いと判断された高齢者に対する「介護予防・日常生活支援総合事業（総合事業）」

- 25項目にわたる基本チェックリスト（日常生活関連動作，運動器の機能，栄養，口腔機能，閉じこもり，認知症，うつ・こころ）を用いたりして状況を判断する.
- 地域包括支援センターを窓口に，市区町村が実施する運動機能向上，栄養指導，口腔機能向上，閉じこもり予防などの介護予防プログラムを受けることができる.

2 要介護者・障害者の歯科保健 ★★

1) 介護保険法における居宅療養管理指導

- 居宅療養管理指導は，歯科医師が通院困難な利用者の居宅を訪問して行う計画的な医学的管理に基づき，介護支援専門員〈ケアマネジャー〉がケアプラン作成上，口腔内の情報を得ることを必要と認めた場合に，行われる.
- 介護サービスを利用するうえでの留意点，介護方法等についての指導及び助言を行った場合に，月に1回を限度として算定する.
- 歯科衛生士等が行う場合は，歯科医師の指示に基づいて利用者の居宅を訪問し，患者の口腔内の清掃又は有床義歯の清掃に関する実地指導を行った場合に，月に4回を限度として算定する.

2) 介護保険法における口腔機能の向上

- 要介護認定で要支援1・2に判定された者に予防給付が提供される.
- ①運動機能向上のサービス，②栄養改善サービス，③口腔機能向上のサービスで，歯科衛生士は，特に③を担当する.
- 口腔衛生管理と口腔機能管理は誤嚥に起因する肺炎の予防になる.

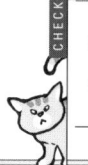

28 災害時と国際歯科保健

1 大規模災害時の保健医療対策 ★

・災害発生直後は自身の命を守るための行動をとるのに精一杯で、口腔衛生管理は後回しになってしまう。
・義歯を紛失したり、口腔衛生用品を持ち出せなかったり、避難所では水が十分使えず口腔衛生管理が不十分になったりして口腔状態は悪化し、誤嚥性肺炎で亡くなる（災害関連死：災害時の火災、水難、倒壊などによる死亡ではなく避難生活における疲労、栄養・運動・休養不足、環境の悪化などで死亡することをいう）人もいる。
・歯科衛生士は災害発生時のフェーズと被災者のニーズに合わせて、単独あるいは連携して歯科医療と口腔衛生管理の支援活動にあたる。

2 被災地での歯科保健活動例 ★★

区分	フェーズ（時相）	期間（目安）	歯科的課題	支援活動例
第1期	0 救助	発生直後—24時間	口腔衛生用品不足	情報収集 口腔衛生管理・歯科相談実施 歯科診療所・福祉施設・他職種との連携 口腔衛生用品配布 歯科健康教育実施
	1 救急，避難	24〜72時間	外傷などの応急処置，義歯紛失・口腔衛生用品不足への対処	
第2期	2 保健医療福祉	4日〜1カ月	口腔ケア不足による口腔衛生状態悪化，義歯清掃・管理不良，口腔機能低下，誤嚥による感染	
第3期	3 復旧	1〜6カ月	口腔ケア・口腔機能向上支援	
第4期	4 復興	6カ月〜	歯科健康相談・健康教育	

3 国際歯科保健-WHO ★

・WHO〈World Health Organization；世界保健機関〉
・多国間の国際協力と交流の中心機関。
・本部事務局はスイスのジュネーブで、世界6地域に地域事務局を設置している。
①アフリカ地域事務局：コンゴのブラザヴィル
②アメリカ地域事務局：アメリカ合衆国のワシントン
③東地中海地域事務局：エジプトのカイロ
④ヨーロッパ地域事務局：デンマークのコペンハーゲン
⑤南東アジア地域事務局：インドのニューデリー
⑥西太平洋地域事務局：フィリピンのマニラ（日本の加盟地域）

4 世界の歯科保健の状況　★

- ・う蝕：先進国で減少，開発途上国で増加している．
- ・歯周病：地域差はそれほどない．
- ・口腔がん：スリランカ，インドなどの南・中央アジアなどで高く，原因としてビートルナッツ（ビンロウ）やかみタバコを噛む習慣が挙げられている．

(1) 二国間協力組織
(2) 政府援助機関 (ODA)
- ・二国間援助としてのJICA（国際協力機構）は，2008年から国際協力銀行の海外経済業務と外務省の無償資金協力業務と統合され，新JICAとして新たなスタートを切った．

(3) 非政府組織 (NGO，NPO)
- ・JAICOH（歯科保健医療国際協力協議会）
- ・歯科衛生士の会員も多い．

> 「国際協力」と「国際交流」については，p.86を見てにゃ.

5 持続可能な開発目標〈SDGs〉　★

- ・2015年の国連総会で，2030年までの持続可能な開発目標〈SDGs〉が採択された．
- ・SDGsには17の目標と169のターゲットがあり，目標3に「すべての人に健康と福祉を」が掲げられた．

2章

衛生学・
公衆衛生学

POINT

　衛生学・公衆衛生学は，日常生活に密接した分野を扱う学問です．

　したがって，国家試験に出題される内容も皆さんが日頃，新聞，テレビやインターネットニュースなどで報じられている出来事であることもしばしばあります．たとえば，地球温暖化や廃棄物処理といった環境問題や，インフルエンザ・結核・新型コロナウイルスなどの感染症の問題であったりします．

　このようなことから，衛生学・公衆衛生学分野の試験対策としては，健康関連のニュースや出来事に注目することも有用です．

　また，人口問題やさまざまな保健統計も範囲ですので，重要なデータは最新のものを覚えておきましょう．

　衛生学・公衆衛生学は疾病のある人を治すことが目的ではありません．健康な人がその状態を維持し，さらには増進させていくことにあります．

　非常に盛りだくさんの内容ですが，ご自身の日常生活や周囲の環境などを顧みながら，知識の整理・習得をしてみるとよいでしょう．

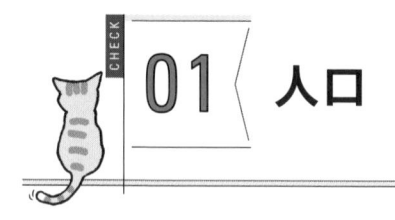

01 人口

1 人口 ★★★

1) 人口静態統計：ある特定時点における統計 (調査)
・年齢3区別人口やその割合などが分かることから，人口の少子化や高齢化が確認できる．
・年齢の3区分とは，「年少人口 (0〜14歳)」，「生産年齢人口 (15〜64歳)」，「老年人口 (65歳以上)」である．
・2022年の各割合 (人口推計) は，年少人口11.6%，生産年齢人口59.4%，老年人口29.0%となっている．

2) 人口動態統計：ある期間における動きをみる統計 (調査)
・人口および厚生労働行政施策の基礎資料を得ることを目的としている．

人口静態統計と人口動態統計の例

静態統計	有病率，総人口，労働力人口，人口密度 例：国勢調査 (5年ごとの10月1日)
動態統計	罹患率，出生率，死亡率，婚姻・離婚率 ＊人口動態調査

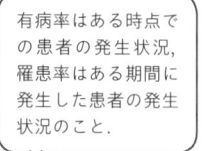

有病率はある時点での患者の発生状況，罹患率はある期間に発生した患者の発生状況のこと．

2 国勢調査 ★★

・統計法に基づさ，総務人臣が国勢統計を作成するために，日本に居住している全ての人と世帯を対象として実施される国の最も重要かつ基本的な統計調査である．
・人口構造 (人口ピラミッド) の把握に必須の調査であり，公衆衛生，行政，教育など，幅広い分野における基礎資料となる．
・1947〜1949 (昭和22〜24) 年と1971〜1974 (昭和46〜49) 年の2回のベビーブームをピークに出生数が少なくなっている．
　➡人口ピラミッドは2つの膨らみがあるつぼ型． CP
・調査結果から，人口の少子化や高齢化の動向を把握することができる．
・基幹統計
・全数調査
・5年に一度 (大規模調査は10年に一度)，行われている．
・調査対象は，該当年の10月1日午前0時現在 (静態統計)
・人口，性別，年齢，配偶の関係，就業状態，世帯の構成などを調査する．

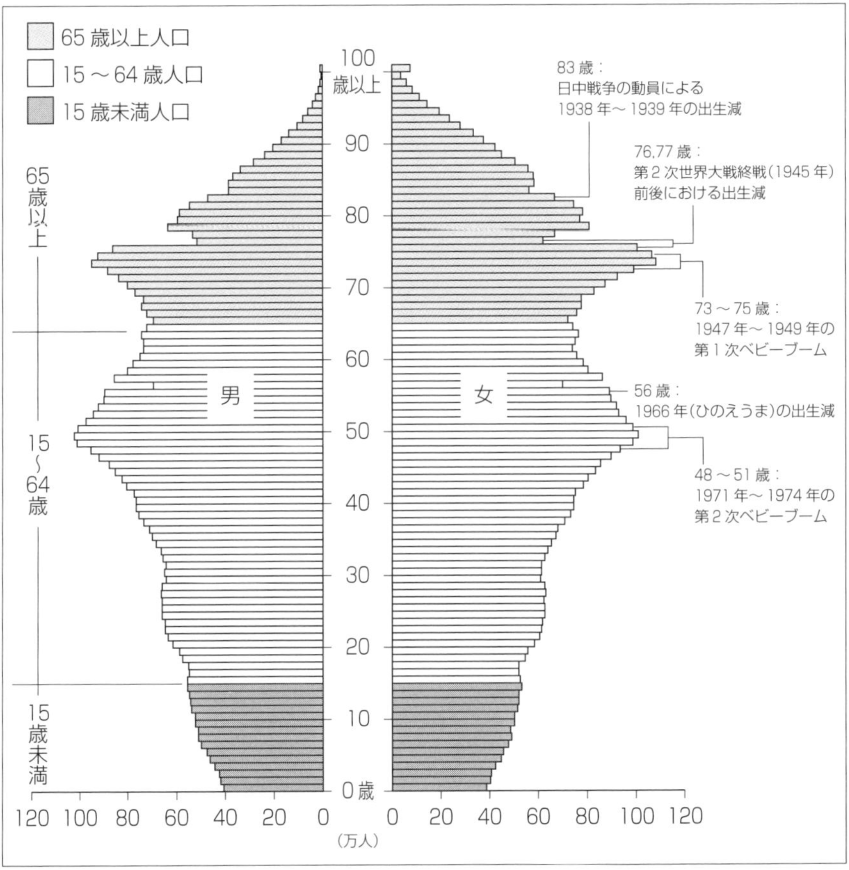
65歳以上人口
15～64歳人口
15歳未満人口
65歳以上
15～64歳
15歳未満
男
女
100歳以上
90
80
70
60
50
40
30
20
10
0歳
120 100 80 60 40 20 0
0 20 40 60 80 100 120
(万人)
83歳：
日中戦争の動員による
1938年～1939年の出生減
76,77歳：
第2次世界大戦終戦(1945年)
前後における出生減
73～75歳：
1947年～1949年の
第1次ベビーブーム
56歳：
1966年(ひのえうま)の出生減
48～51歳：
1971年～1974年の
第2次ベビーブーム

図　わが国の人口ピラミッド　　(総務省：人口統計2022年(令和4年)10月1日現在)

3 平均余命・平均寿命・健康寿命　★★

(1) **平均余命**：ある年齢の人が，今後平均して何年生きられるか期待される年数

(2) **平均寿命**：0歳の平均余命．2021年は男81.47，女87.57

(3) **健康寿命**：日常的に介護を必要としないで自立した生活ができる生存期間

健康日本21(第二次)の目標の1つに「健康寿命の延伸」があるよ．

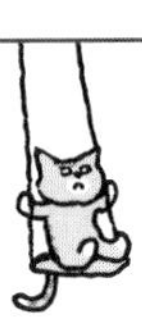

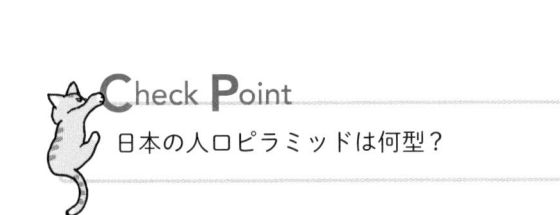

Check Point

日本の人口ピラミッドは何型？

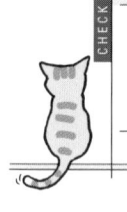

02 環境と健康①

1 地球環境と健康 ★★★

・地球規模で問題となっている環境変化と，それによる健康影響がさまざま生じている.

1) 温暖化

・二酸化炭素やフロン，メタンなどの温室効果ガスにより，地球は温暖化している.
・気象，農作物や感染症の分布などに影響をもたらしている.

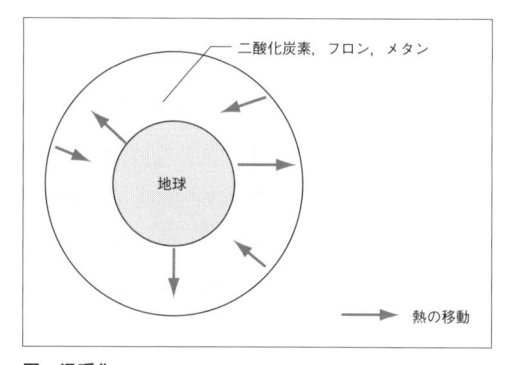

図　温暖化

2) 酸性雨

・工場や自動車排気ガスから大気中に排出された窒素酸化物や硫黄酸化物が，酸素や水蒸気と反応して生成される.
・日本ではpHが5.6以下の雨をさす.
・酸性雨は農作物や建築物への被害，河川や湖沼の酸性化，土壌の酸性化による毒性金属の溶出などをもたらしている.

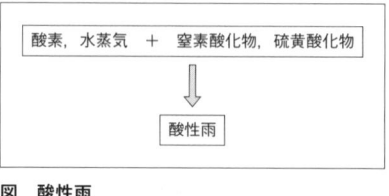

図　酸性雨

> 地球規模の環境問題で特に重要なのは，温暖化，酸性雨，砂漠化およびオゾン層の破壊だよ.

3）砂漠化

- ・農耕地や遊牧地の乾燥化により，土地の生産力が低下すること．家畜の過放牧，過耕作，薪炭材の過剰摂取などの人為的な要因と温暖化現象などが関係している．
- ・食料供給の減少をもたらし，特に開発途上国における飢餓問題が深刻になっている．

4）オゾン層の破壊

- ・私たちが利用しているフロンガスは，成層圏のオゾン層を破壊している．
- ・その結果，オゾン層で吸収される有害紫外線（特に波長が280〜315nmのUV-B）の地球への到達量が増加し，皮膚がんや白内障，免疫機能の低下などの健康影響が危惧されている．
- ・生態系に悪影響を及ぼすことも知られている．

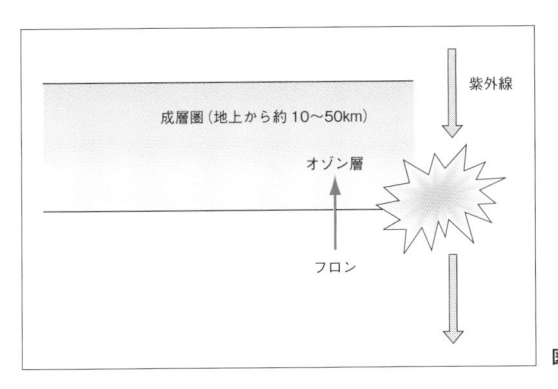

図　オゾン層の破壊

2 放射線と健康　★

1）放射線の種類

- ・電離放射線と非電離照射線がある．通常，放射線とよばれているのは電離放射線．
- **(1) 電離放射線**：α〈アルファ〉線，β〈ベータ〉線，γ〈ガンマ〉線，エックス線，中性子線など
- **(2) 自然放射線**：宇宙線，大地由来の放射線
- **(3) 人工放射線源**：医療利用，原子力発電などの医療用以外の利用
- **(4) 非電離放射線**：電波，赤外線，可視光線，紫外線など

2）電離放射線の健康障害

- ・電離放射線による健康障害は，核燃料の取り扱い，非破壊検査，診断治療，実験室などでの曝露によって起こることがある．主な標的臓器は目，皮膚，造血器，生殖器など．
- **(1) 早期障害**：白内障，皮膚炎，皮膚潰瘍，脱毛，白血球減少，不妊など
- **(2) 晩発性影響**：悪性新生物（白血病を含む），白内障，寿命短縮など
- **(3) 次世代影響**：胎児障害，奇形発生など

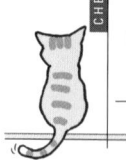

03 環境と健康②-生活環境と健康

1 生活環境と健康　★★★

- ヒトの日常生活に影響を及ぼす自然や人事など，あらゆる周囲の状況を生活環境という．
- 衛生学・公衆衛生学では，主に自然環境と健康との関わり合いを学ぶ．

2 空気と健康　★★★

1）空気の正常成分

窒　素	：約78%
酸　素	：約21%
二酸化炭素	：約0.03%

- 空気の正常成分の割合の変化や異常成分の混入が，健康障害をもたらす．
- 酸素濃度が16%以下になると，呼吸・脈拍の増加，頭痛，悪心，吐き気などの酸素欠乏の症状が現れる．

2）一酸化炭素中毒

- 物の不完全燃焼時に大量に発生する有毒ガスである．
- 無色・無臭なので要注意．
- ヘモグロビン〈Hb〉との親和性が酸素に比べ，約200〜300倍強いことから，中毒時には内部窒息が起こる．
- 神経系統は酸素欠乏に対する抵抗力が弱い．

3 水と健康　★★★

- ヒトの体重の60〜70%は水分であり，その10%を失うと脱水症状を起こす．
- ヒトが摂取する水は浄水場でつくられる．

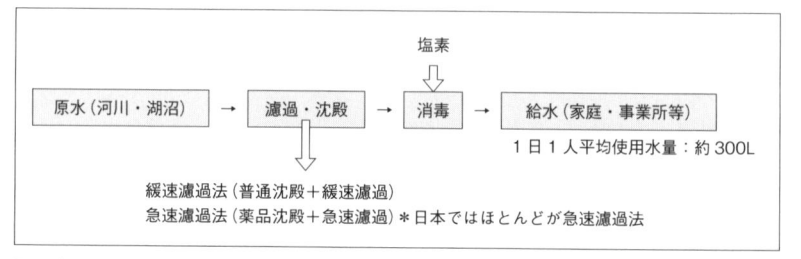

図　浄水法

1) 水道水の水質基準

- ・フッ素：0.8 mg/L以下
- ・大腸菌：検出されないこと
- ・一般細菌：100個/L以下
- ・カルシウム＋マグネシウム（硬度）：300 mg/L以下

2) 下水処理

- ・下水とは使用済の家庭や事業所からの排水と雨水をいう.
- ・最も広く応用されている下水処理法は活性汚泥法である.
  - ＊活性汚泥：好気性微生物を多量に含む泥で, 活性汚泥法はこの微生物の酸化作用を利用している.

安全な水を供給するために, 多くの水質基準項目が定められているよ.

4 公害 ★

1) 公害の定義

- ・事業活動その他の人の活動に伴って生じる相当範囲にわたる大気の汚染, 水質の汚濁, 土壌の汚染, 騒音, 振動, 地盤の沈下および悪臭によって, 人の健康または生活環境にかかわる被害.

2) 公害

- (1) **大気汚染**：汚染源から直接大気中に放出される一次汚染物質（硫黄酸化物, 窒素酸化物, 一酸化炭素, 浮遊粒子状物質, 降下ばいじんなど）と大気中で新たに生成される二次汚染物質（光化学オキシダントなど）がある.
- (2) **土壌汚染**：大気汚染や水質汚濁に由来する〔カドミウムやクロムなどの重金属やその他の金属, 有機塩素系, 有機リン系の農薬, PCB〈ポリ塩化ビフェニル〉〕.
- (3) **騒音**：騒音の発生源は多種多様（工場・事業場, 飲食店などの営業騒音や家庭のピアノ・クーラー音などのいわゆる近隣騒音）.
- (4) **地盤沈下**：地下水の過剰汲み上げなど.
- (5) **悪臭**：アンモニアやメチルメルカプタンなどが特定悪臭物質に指定されている.

3) 健康障害

大気汚染による健康障害	・横浜・四日市ぜん息（硫黄酸化物） ・呼吸器刺激症状（光化学オキシダント）
水質汚濁による健康障害	・メチル水銀による水俣病（水俣湾, 新潟県阿賀野川） ・カドミウムによるイタイイタイ病（富山県神通川）

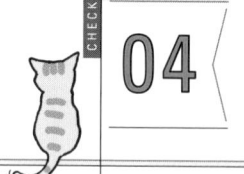

04 環境と健康③−温熱環境と健康

1 温熱環境と健康 ★★★

・ヒトの温熱感に影響を与える主な因子 ➡ 気温，気湿，気流，副射熱 CP
・異常高温 ➡ 熱中症：予防にはこまめな水分補給が大切
・異常低温 ➡ 凍傷，凍死
・ヒトの体温は，体内での熱産生量と放熱量がバランスよく保たれているのでほぼ一定 (恒温性) ➡ バランスが崩れると健康障害が起きる.

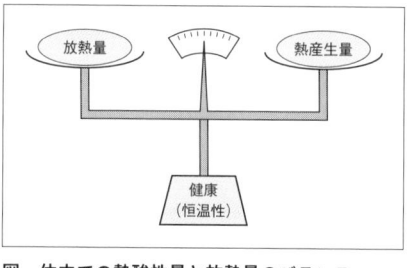

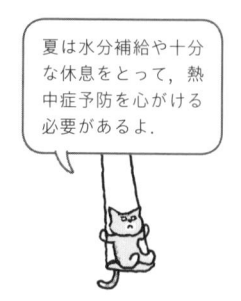

夏は水分補給や十分な休息をとって，熱中症予防を心がける必要があるよ.

図 体内での熱酸性量と放熱量のバランス

2 気温 ★★

・気温は体温調節に大きな影響を与える.
・人体における快適な気温は，着衣の状態，労作や体調などによって異なる.
・気温や気流，輻射熱 (赤外線の熱) などの温熱因子よっても変化するが，快適な気温は20℃前後と考えられる.
・測定には，水銀寒暖計やアルコール寒暖計が用いられるが，最近では簡易なデジタル表示の器具も市販されている.

3 気湿 ★★

・湿度ともいわれ，空気中に含まれる水蒸気量である. 通常は，飽和水蒸気量に対する水蒸気量である相対湿度をさすことが多い.
・測定には，アウグスト乾湿計やアスマン通風乾湿計が用いられる. 気温と湿度が同時に測定できる，デジタル表示の器具もある.

4 気流 ★★

- 空気の流れのこと.
- 体熱放散にも関係することから，人体の温熱感を左右する.
- 通常，気流が大きいほど体熱放散も大きいことから，実際の気温より低く感じる.
- 測定には，風車風速計や熱線風速計が用いられる.

5 温熱の指標 (温熱の総合指標) ★★

- 人体が暑さや寒さを感じる感覚 (温熱感覚) には気温，気湿，気流，輻射熱などが影響する.
- 温熱感覚には人体の代謝量や着衣量も影響する.
- 温熱指標は温熱因子を組み合わせることにより，人体の温熱感覚を表す指標となる.
  ➡「不快指数」，「感覚温度」，「カタ冷却力」
- **(1) 不快指数**：気温＋気湿
- **(2) 感覚温度**：気温＋気湿＋感覚温度
- **(3) カタ冷却力**：気温＋気湿＋気流
- 人体の体温域 (35〜38℃) における空気の冷却力.
- カタ寒暖計〈カタ温度計〉を用いて測定する.
- **(4) 暑さ指数**：熱中症予防を目的として考案された. 気温・気湿および輻射熱から求める. 簡易な測定器具が市販されている.

衛生学・
公衆衛生学

Check Point

ヒトの温熱感に影響を与える因子は？

67

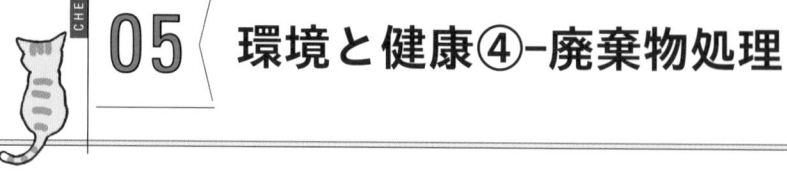

05 環境と健康④-廃棄物処理

1 廃棄物処理　★★★

- すべての廃棄物は，「廃棄物の処理及び清掃に関する法律〈廃棄物処理法〉」に基づいて処理される.
- 廃棄物処理法では廃棄物を次のように分類している.

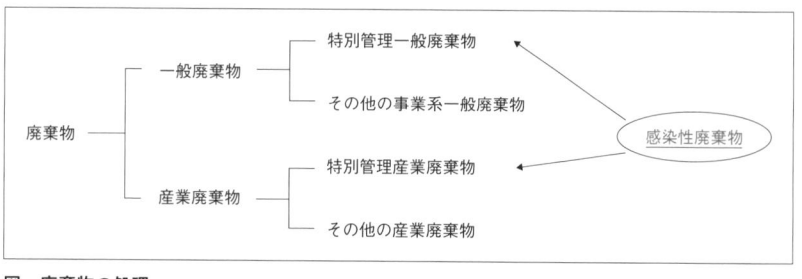

図　廃棄物の処理

- 歯科医療施設からは，一般廃棄物と産業廃棄物が排出される.
- 医療廃棄物は，医療行為に関係して排出される廃棄物で，法律上の区分では感染性廃棄物といい，特別管理廃棄物に区分される.
- 医療関係機関等の施設内における感染性廃棄物の処理方法などについては，「廃棄物処理法に基づく感染性廃棄物処理マニュアル」に定められている.
- 廃棄物処理の最終責任は，一般廃棄物が市町村，産業廃棄物が排出事業者に課せられている.

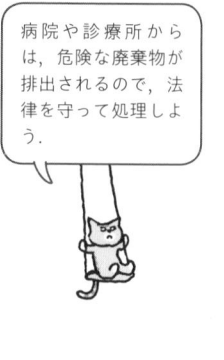

病院や診療所からは，危険な廃棄物が排出されるので，法律を守って処理しよう.

(1) **感染性一般廃棄物**：血液の付着した包帯，ガーゼ，紙くずなど
(2) **感染性産業廃棄物**：使用済み注射針，血液の付着したゴム手袋など

2 マニフェスト制度　★★

- 産業廃棄物の適正な処理を推進する目的で定められた制度.
- マニフェスト伝票（廃棄物の処理及び清掃に関する法律では「産業廃棄物管理票」）を用いて，廃棄物の流れを確認
　➡不法投棄の防止

- ・マニフェスト伝票〈産業廃棄物管理票〉は委託した産業廃棄物の処理が終わるまで, 廃棄物とともに移動する.
- ・従来の紙マニフェストに加え, 電子マニフェスト (インターネット上で処理) が導入されている.

[マニフェスト伝票への記載事項]
- ・産業廃棄物の種類
- ・数量
- ・運搬または処分を託した者の氏名, または名称など

3 バイオハザードマーク ★

- ・感染性廃棄物であることを識別できるようにするためのマーク.
- ・厚生労働省は, 感染性廃棄物を入れた容器には, 関係者が一目で感染性廃棄物であることを識別できるように, バイオハザードマークを添付することを推奨している.
- ・内容物により用いる色が異なり, 3種類ある. CP

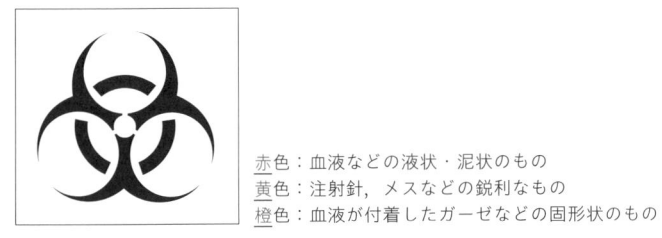

赤色：血液などの液状・泥状のもの
黄色：注射針, メスなどの鋭利なもの
橙色：血液が付着したガーゼなどの固形状のもの

図 バイオハザードマーク

Check Point
バイオハザードの色と内容物の種類は？

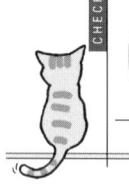

06 疫学

1 疫学 ★★★

1) 疫学の定義
- 人間集団を対象に，集団内の健康や疾病に関わる事象を調査して，その因果関係を検証することにより原因を解明する学問．
- 疾病の予防や健康増進に寄与する．

2) 疫学の研究方法
- (1) **観察研究**：記述疫学と分析疫学がある．分析疫学にはコホート研究と患者対照研究（対照症例研究）がある．
- (2) **介入研究**：集団に要因を介入して，疾病などの増減を実験的に確かめる．
- (3) **臨床疫学**：臨床上の問題の評価や解釈に，疫学的手法と原理を応用する．

2 根拠に基づいた医療〈EBM〉 ★★★

- EBM〈Evidence-Based Medicine〉とは臨床上の疑問に対する問題解決の一手法である．
- EBMのステップは，①患者の問題の定式化，②論文などによる情報収集，③批判的吟味患者への適応，④中止と継続

3 スクリーニング ★★★

- スクリーニングとは，対象者に対して迅速にできる試験や検査などを行い，患者をふるい分けること．
- スクリーニング検査の有効性を評価する指標として，敏感度〈感度〉や特異度などがある．
- (1) **敏感度**：有病者を陽性と判定する確率（真陽性/真陽性＋偽陰性）
- (2) **特異度**：健康者を陰性と判定する確率（真陰性/真陰性＋偽陽性）

表　スクリーニング検査結果の4分割表

		陽性	陰性
疾病	あり	真陽性 True Positive〈TP〉	偽陰性 False Negative〈FN〉
	なし	偽陽性 False Positive〈FP〉	真陰性 True Negative〈TN〉

07 感染症

1 感染症 ★★★

1）感染症が発症・流行する三大要因

・「感染源（病原体）」「感染経路」「感受性（者）」 CP①
これらの1つでも欠ければ，発症・流行はしない ➡ 予防対策

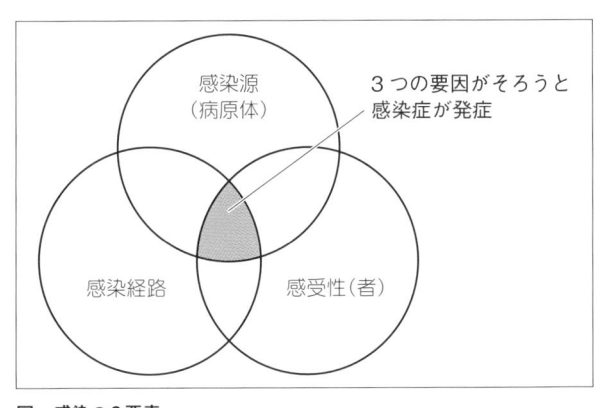

3つの要因がそろうと
感染症が発症

図　感染の3要素

2）感染症の種類

（1）**新興感染症**：エボラ出血熱，ウエストナイル熱，エイズ など
（2）**再興感染症**：結核，マラリア など

3）感染症の分類【感染症法】

1類感染症：エボラ出血熱，痘そう，ペスト など
2類感染症：結核，急性灰白髄炎，重症急性呼吸器症候群〈SARS〉など
3類感染症：コレラ，赤痢，腸管出血性大腸菌感染症 など
4類感染症：A型肝炎，狂犬病，マラリア など
5類感染症：インフルエンザ（鳥インフルエンザおよび新型インフルエンザ感染症等を除く），
後天性免疫不全症候群〈AIDS〉，梅毒，新型コロナウイルス感染症〈Covid-19〉，
麻しん など

4）対策

（1）**外来感染症（感染源）対策**：検疫，各種サーベイランス，早期発見と届出，出席停
止，就業禁止
（2）**感受性対策**：予防ワクチン接種
（3）**感染経路対策**：手袋，眼鏡，マスクの着用

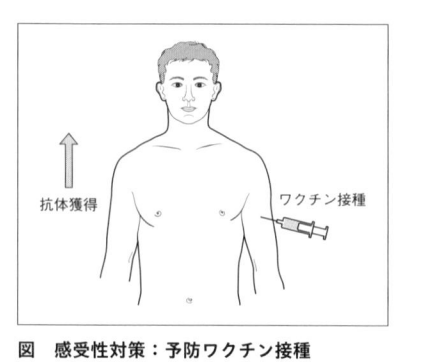

図　感受性対策：予防ワクチン接種

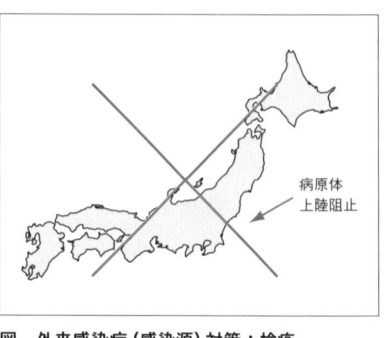

図　外来感染症（感染源）対策：検疫

2 わが国における主要感染症の動向　★★

- 1類感染症の発生はない．新興感染症としてエイズ，再興感染症として結核が要注意．
- インフルエンザは季節型，新型ともに要注意．新型は世界的流行を引き起こすことがある．
- 2020年初頭より，新型コロナウイルス感染症〈COVID-19〉の世界的流行（パンデミック）．

3 院内感染　★★★

- 院内感染対策の基本は，「手洗いの励行」「院内の環境整備（清掃など）」「正しい知識の普及」である．CP②
- 注意を要する院内感染菌：メチシリン耐性黄色ブドウ球菌〈MRSA〉，バンコマイシン耐性腸球菌〈VRE〉，結核菌など

4 非感染性疾患〈NCDs〉　★★

- がん，循環器疾患，COPD〈慢性閉塞性肺疾患〉などの非感染性疾患〈Non-Comunicable Disease：NCDs〉に対する予防・管理が重要となっている．CP③

Check Point

① 感染症が発症・流行する三大要因とは？
② 院内感染対策の基本は？
③ NCDsとは？

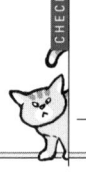

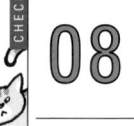 食品と健康

1 食品衛生法　★

- ・食品衛生法に基づいて食品衛生行政が行われている.
- ・食中毒 (疑いも含む) を診断した医師は, 直ちに最寄りの保健所に届け出ることを規定している.

2 食中毒の原因物質による分類　★★

1) 細菌性食中毒

感染型と毒素型に分類されるが, 中間型もある.
毒素型には生体内毒素型と食品内毒素型がある.

2) 化学物質による食中毒

有害化学物質や有害食品添加物によるものがある.

3) 自然毒による食中毒

植物性と動物性がある.

```
              ┌─ 感染型：腸炎ビブリオ菌, サルモネラ菌, 病原
              │        性大腸菌, キャンピロバクターなど
  ┌─────┐    │
  │細菌性│────┤
  └─────┘    │
              └─ 毒素型：ブドウ球菌, ボツリヌス菌, 病原性大
                       腸菌など

  ┌──────┐
  │ウイルス性│：ノロウイルスなど
  └──────┘
  ┌─────┐
  │寄生虫 │：アニサキスなど
  └─────┘
  ┌─────┐
  │化学物質│：有害食品添加物, 農薬, 食品の変質, 事故により混入
  └─────┘   した有害物質など

              ┌─ 植物性：毒キノコ, 毒ムギ, 毒セリ, ジャガイ
              │        モの芽, 青梅など
  ┌─────┐    │
  │自然毒 │────┤
  └─────┘    │
              └─ 動物性：フグ毒, 麻痺性貝毒, 下痢性貝毒, シ
                       ガテラ毒魚など
```

図　食中毒の原因物質による分類

3 疫学　★★

- 患者数は年間1〜2万人台で推移している.
- 夏季の発生が多かったが，近年は冬期のノロウイルスによる中毒が増加している.
- 病因物質ではウイルスと細菌が最も多いが，寄生虫 (アニサキスなど) によるものも増加している.
- 原因食品では魚介類が多い傾向にある.
- 原因施設を件数でみると，飲食店，家庭が多い.

冬のノロウイルスに要注意だよ.

4 食中毒の予防　★★

1) 細菌性食中毒の予防の3原則
①細菌をつけない (清潔，洗浄)
②細菌を増やさない (迅速・冷却)
③細菌をやっつける (加熱，殺菌)

2) ノロウイルス食中毒の予防法
①加熱が必要な食品は，中心部までしっかり加熱する
②食品取扱者や調理器具などからの二次汚染を防止する

食中毒予防の基本は，食材が新鮮なうちに食べること！

5 食品の安全　★★

- 食品添加物【食品衛生法】：国の使用許可が必要.
- 特別用途食品【健康増進法】：乳幼児用・幼児用・妊産婦用・病者用等の特別の用途に適用する食品.
- 保健機能食品制度：①特定保健用食品，②栄養機能食品，③機能性表示食品の3種類がある.

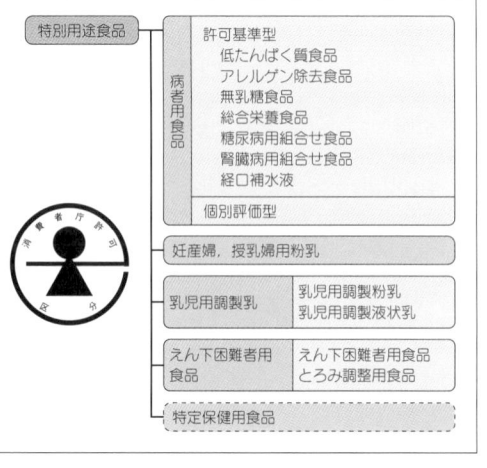

図　特別用途食品の分類

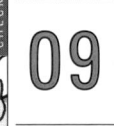

09 地域保健

1 地域保健の対策と活動の概要 ★★

人口の高齢化・出生率の低下・疾病構造の変化・地域住民のニーズの多様化

⬇

地域住民の立場を重視した地域保健体系の構築・活動

2 地域保健の組織と概要 ★★

・地域保健法に基づき，保健所と市町村保健センターが設置される．

保健所

公衆衛生活動の中心的機関
（疾病予防・健康増進・環境衛生など）

市町村保健センター

対人保健サービスの拠点
（健康相談・保健指導・健康診査など）

保健所と地域保健センター

	保健所	市町村保健センター
根拠法令	地域保健法 第5条	地域保健法 第18条
設置主体	都道府県，中核市，政令市，特別区	市町村
設置状況	468カ所（2023年4月現在）	2,419カ所（2023年4月現在）
公的機関としての性格	幅広い所掌事務と許認可権限を有する「行政機関」	地域住民に総合的な保健サービスなどを提供する公的な「施設」
所長の資格要件	原則として医師（例外規定あり）	資格要件なし
職員構成	医師，歯科医師，獣医師，薬剤師，保健師，（管理）栄養士，臨床検査技師，歯科衛生士など	常勤の専門職は，保健師と栄養士のみの施設が多い
主な実施事業	技術的・専門的な所掌事務（法6条）地域保健に関する調査研究や情報管理（法7条），市町村への技術援助や職員研修など（法8条）	住民に身近で頻度の高い保健サービス（母子保健や老人保健などに基づく各種健康相談，健康教育，健康診査などの事業

3 地域保健活動の進め方 ★★

- ・住民の健康上の問題の把握➡問題分析・活動項目の決定➡活動計画➡活動
  ➡活動の評価 (PDCA サイクル) (p.47 参照)

4 保健所の業務 ★★★

保健所は，次に掲げる事項につき，企画，調整，指導及びこれらに必要な事業を行う．
1. 地域保健に関する思想の普及及び向上に関する事項
2. 人口動態統計その他地域保健に係る統計に関する事項
3. 栄養の改善及び食品衛生に関する事項
4. 住宅，水道，下水道，廃棄物の処理，清掃その他の環境の衛生に関する事項
5. 医事及び薬事に関する事項
6. 保健師に関する事項
7. 公共医療事業の向上及び増進に関する事項
8. 母性及び乳幼児並びに老人の保健に関する事項
9. 歯科保健に関する事項
10. 精神保健に関する事項
11. 治療方法が確立していない疾病その他の特殊の疾病により長期に療養を必要とする者の保健に関する事項
12. エイズ，結核，性病，伝染病その他の疾病の予防に関する事項
13. 衛生上の試験及び検査に関する事項
14. その他地域住民の健康の保持及び増進に関する事項
さらに，必要に応じて，次の事業を行うことができるとされている．
1. 所管区域に係る地域保健に関する情報を収集し，整理し，及び活用すること．
2. 所管区域に係る地域保健に関する調査及び研究を行うこと．
3. 歯科疾患その他厚生労働大臣の指定する疾病の治療を行うこと．
4. 試験及び検査を行い，並びに医師，歯科医師，薬剤師その他の者に試験及び検査に関する施設を利用させること．

5 地域包括ケアシステム ★★

- ・医療や介護，予防だけでなく，福祉サービスを含めたさまざまな生活支援サービスを，日常の場 (日常生活圏域) で適切に提供できるような地域の体制．
- ・高齢者の日常生活圏域において，①医療，②介護，③予防，④住まい，⑤生活支援の5つの視点での取り組みを包括的・継続的に行う．
- ・在宅医療と介護の一体的な提供を目指す取り組みが進められている．

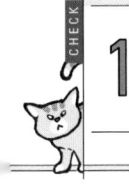

10 母子保健

1 母子保健の意義と分野 ★★

- ・生涯にわたる健康の保持・増進に母子保健はきわめて重要である.
- ・対象:胎児→新生児・乳児・妊産婦

2 母子保健活動の現状 ★★★

- ・低出生体重児 (2,500 g未満) の援助
- ・小児慢性特性疾患への対応
- ・未熟児養育医療
- ・新生児訪問指導
- ・健康診査
- ・両 (母) 親学級
- ・育児学級 など

> 法律的には,未熟児と出生体重とは関係ないよ.

3 母子保健対策 ★★★

1) 主な事業内容

- ・母子保健法を中心に実施
- ・妊娠した者は市町村に届出 ➡ 母子健康手帳の交付
- ・保健指導・訪問指導:妊産婦から乳幼児までの一貫した母子保健サービスの実施
- ・健康診査:妊産婦・産婦・幼児
- ・健やか親子21:21世紀の母子保健の主要な取り組みを提示するビジョン

2) 母子健康手帳

- ・妊娠・出産・育児に関する健康記録
- ・行政情報
- ・保健・育児情報の提供

4 市町村と都道府県 (保健所) の役割 ★★★

市町村	都道府県 (保健所)
・妊娠届出および母子健康手帳の交付 ・妊産婦および乳幼児の保健指導 ・健康診査	・市町村間の連絡調整 ・母子保健医療施設設備の促進 ・医療援護 など

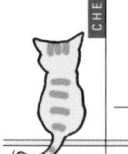

11 学校保健

1 学校保健安全の意義と特徴 ★★

- ・学校は教育の場 (健康教育もその1つ) である.
- ・児童・生徒は発育・発達期にある.
- ・健康的な生活習慣の獲得＝生涯を通じての健康基盤の確立を獲得する場であり,
  時期である.

2 学校保健安全対策 ★★

- ・学校保健安全法に基づく.
- ・学校環境の衛生・安全確保.
- ・危険等発生時の対処要領の作成.
- ・地域の関係機関 (警察署, 学校安全ボランティア, 住民など) との連携.

学校保健職員と役割 CP①

	職員	主な役割
常勤	校長	・統括責任者
	保健主事	・企画・調整 ・教諭に限らず, 資質の備わった養護教諭は保健主事を兼任できる
	養護教諭	・学校教育法に基づく ・専門的教育職員
	学級担任	・健康教育, 健康相談 ・健康診断後の整理, 事後処置としての治療勧告など
	栄養教諭 学校栄養職員	・2004年の「栄養教諭制度」設立 ・学校給食の管理と食に関する指導
非常勤	学校医	・学校保健計画および学校安全計画の立案 ・学校環境衛生の維持および改善 ・健康診断　　・保健指導, 健康相談 ・応急処置など
	学校歯科医	・学校保健計画および学校安全計画の立案 ・歯の検査 ・う蝕その他の歯科疾患の予防処置, 保健指導など
	学校薬剤師	・学校保健計画および学校安全計画の立案 ・学校環境衛生検査 ・医薬品, 毒物, 劇物などの材料の管理に関する指導と助言など
	学校保健技師	・保健管理における学識経験者 ・医師, 歯科医師, 薬剤師の資格を有する者から専任することが望ましい

3 学校保健活動の意義　★★

①保健教育（保健学習・保健指導）
②保健管理〔健康診断（就学時・定期・臨時）・健康相談・疾病予防・環境衛生管理〕
③保健活動

4 学校において予防すべき感染症（第一種～第三種）　★★
＊出席停止＊

(1) インフルエンザ
　：「発症した後5日を経過し，かつ解熱後2日（幼児にあっては3日）を経過するまで」
(2) 風疹：「発疹が消失するまで」
(3) 麻疹：「解熱後3日を経過するまで」
(4) 百日咳：「特有の咳が消失するまで又は5日間の適正な抗菌性物質製剤による治療
　　が終了するまで」

図　出席停止　CP②

[休業の決定]
・学校設置者は学校の全部または一部の休業を行うことができる．

Check Point

① 常勤の学校保健職員にはどのような人がいる？

② 感染症に罹患した児童・生徒の出席停止の措置をとるのは誰？

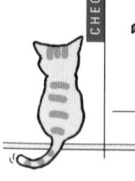

12 成人・高齢者保健

1 成人・高齢者保健活動の現状 ★★

- ・健康診査
- ・生活習慣病検診
- ・健康相談
- ・健康手帳の交付
- ・健康教室

2 成人保健対策 ★★

- ・<u>労働安全衛生法</u>：一般健康診断
- ・<u>健康日本21</u>：壮年死亡の低減
- ・<u>高齢者の医療の確保に関する法律</u>〈高齢者医療確保法〉
　：特定健康診査・特定保健指導（40〜74歳←義務）
- ・<u>健康増進法</u>：歯周疾患検診・骨粗鬆症検診など

3 高齢者保健福祉対策 ★★

- ・<u>高齢者の医療の確保に関する法律</u>
　：健康診査（75歳以上，後期高齢者医療広域連合の努力義務）
- ・<u>介護保険法</u>：生活機能評価（65歳以上，地域支援事業）

健康増進法と高齢者医療確保法

健康増進法	高齢者の医療の確保に関する法律
①健康手帳の交付 　　40歳以上で特定健康診査等の受診者 ②健康教育（以下，老人保健事業を引き継ぐ） ③健康相談 ④基本健康診査 　　右に示す特定健診対象者以外 ⑤歯周疾患検診 ⑥骨粗鬆症検診 ⑦肝炎ウイルス検診 ⑧機能訓練 ⑨訪問指導 ※がん検診（地方交付税による）	①特定健康診査（特定健診） 　・40歳以上に対して医療保険の保険者 　　が実施 　・生活習慣病にかかわる健診・保健指 　　導，健康増進法と連携して行う ②後期高齢者の医療 　・75歳以上（65〜74歳の一定の障害を 　　もつ者を含む） 　・後期高齢者医療保険証を交付し医療が 　　給付される 　・後期高齢者医療広域連合が運営主体

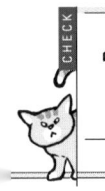

CHECK 13 産業保健

1 産業保健の概要 ★★

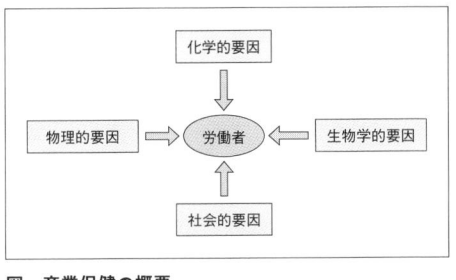

図　産業保健の概要

作業環境要因と社会的要因別の健康障害

	要因		健康障害
作業環境要因	物理的要因	温熱条件 (異常温湿度, 気流, 輻射熱)	熱中症, 凍傷, 偶発性低体温症
		異常気圧	潜函病, 高山病
		騒音	職業性難聴
		振動 (全身振動, 局所振動)	動揺病, 白ろう病
		非電離放射線 (赤外線, 紫外線, マイクロ波, レーザー光線)	眼疾患, 皮膚障害
		電離放射線 (X線, γ線, α線, β線, 中性子線)	電離放射線障害
	化学的要因	粉塵 (ケイ酸, 石綿, ベリリウムなど)	じん肺, 皮膚障害
		有毒ガス (一酸化炭素, 亜硫酸ガス, 塩素ガスなど)	呼吸器障害
		酸素欠乏	酸素欠乏症
		有機溶媒 (トルエン, キシレン, ノルマルヘキサンなど)	有機溶媒中毒, 皮膚障害
		金属類 (水銀, カドミウム, 鉛など)	金属中毒, 職業癌, 皮膚障害
	生物学的要因	病原微生物 (ウイルス, リケッチア, 細菌など)	感染症 (ウイルス性肝炎, つつが虫病)
		衛生害虫 (ダニ, シラミなど)	皮膚障害
		有機粉塵 (花粉, 木材など)	アレルギー性疾患
社会的要因		通勤条件, 住居条件, 家庭環境, 経済的条件など	神経症, 慢性疲労, 運動不足症, 心因性疾患, 自律神経失調症

(吉川　博：今日の職業性疾病. 1990)

2 産業管理体制と産業保健活動の現状　★★

・労働者の健康の保持・増進には，「作業管理」「作業環境管理」「健康管理」が重要で，三管理に加え，健康教育も大切である.

(1) **作業管理**：作業形態 (作業姿勢，作業強度・作業密度) の適切化

(2) **作業環境管理**：良好な作業環境の維持，定期的な環境測定

(3) **健康管理**：健康診断〔一般健康診断 (定期，雇い入れ時，配置換え時，結核，給食従業員の検便，海外派遣労働者)，特殊健康診断 (有害業務)〕
　　　　　　　　　　　　　　　↑
　　　　　　歯科医師による健康診断 (塩酸，フッ化水素，黄りんなどの取扱者)

・トータル・ヘルスプロモーション・プラン〈THP〉：事業所における労働者の健康保持増進対策

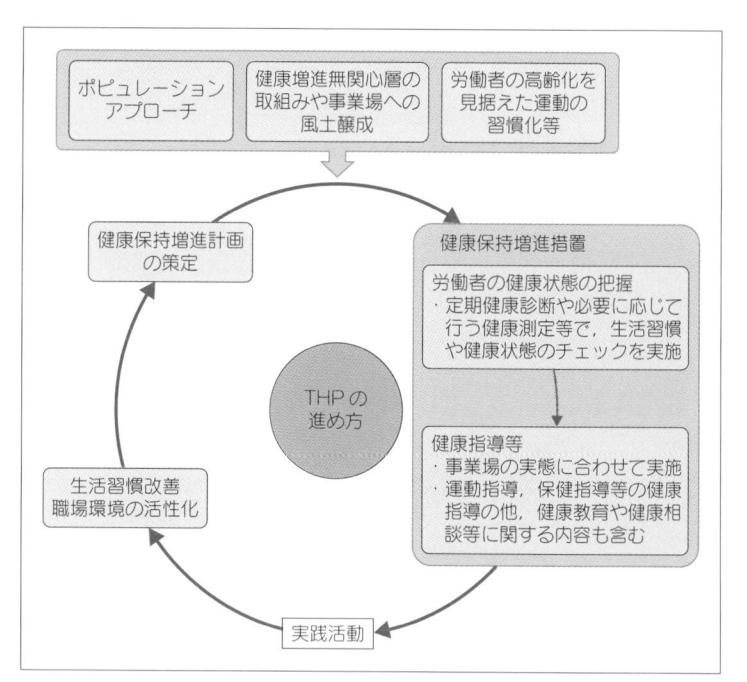

図　事業場における労働者の健康保持増進のための指針 (改正THP指針)

(第128回労働政策審議会安全衛生分科会，2020より一部改変)

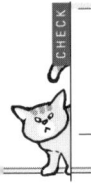

14 精神保健

1 精神保健の意義 ★

・精神的な良好は，WHO憲章の健康定義に示されている.

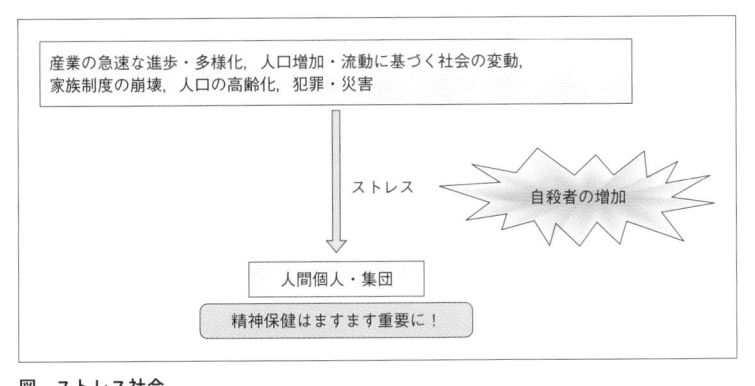

産業の急速な進歩・多様化，人口増加・流動に基づく社会の変動，
家族制度の崩壊，人口の高齢化，犯罪・災害

ストレス

自殺者の増加

人間個人・集団

精神保健はますます重要に！

図　ストレス社会

2 精神保健活動の現状 ★

1) 精神障害者の受療率
(1) **入院**：統合失調症が最も多い.
(2) **外来**：気分 (感情) 障害 (そううつ病)，統合失調症，神経症性障害・ストレス関連障害および身体表現型障害が多い.

2) 精神障害者の医療 CP
(1) **入院形態【精神保健福祉法】**：任意入院 (※2/3を占めている)，措置入院，緊急措置入院，医療保護入院，応急入院，仮入院
(2) **通院医療**：自立支援医療の中の精神通院医療【障害者自立支援法】

3 地域精神保健福祉対策 ★

(1) **保健所**：地域における精神保健活動の第一線機関
(2) **精神保健福祉センター**：保健所を中心とする活動を技術面から指導・援助する機関

保健所と精神保健福祉センターの業務

保健所	精神保健福祉センター
・管内の精神保健福祉に関する実態把握 ・精神保健福祉相談 ・訪問指導 ・患者家族会などの活動に対する援助・指導 ・研修・普及啓発と協力組織の育成 ・関係諸機関との連携活動 ・医療・保護に関する事務	・保健所および精神保健関係諸機関に対する技術指導・技術援助 ・保健所および精神保健関係諸機関の職員に対する教育研修 ・精神保健福祉に関する広報普及 ・調査研究 ・精神保健相談 ・協力組織の育成

精神障害者数の推移

(単位　千人)

	平成20年 (2008)	23 ('11)	26 ('14)	29 ('17)	令和2 ('20)
精神障害者数	3,233	3,201	3,924	4,193	6,148
Ⅴ　精神及び行動の障害					
血管性及び詳細不明の認知症	143	146	144	142	211
アルコール使用〈飲酒〉による精神及び行動の障害	50	43	60	54	60
その他の精神作業物質使用による精神及び行動の障害	16	35	27	22	29
統合失調症, 統合失調症型障害及び妄想性障害	795	713	773	792	880
気分[感情]障害(躁うつ病を含む)	1,041	958	1,116	1,276	1,721
神経性障害, ストレス関連障害及び身体表現性障害	589	571	724	833	1,243
その他の精神及び行動の障害	164	176	335	330	805
Ⅵ　神経系の疾患					
アルツハイマー病	240	366	534	562	794
てんかん	219	216	252	218	420

〔資料　厚生労働省：患者調査（総患者数）〕

注1) 精神障害者数は，「Ⅴ精神及び行動の障害」から「精神遅滞」を除外し，「Ⅵ神経系の疾患」の「アルツハイマー病」と「てんかん」を加えた数である．

2) 平成23年は，東日本大震災の影響により，宮城県の一部と福島県を除いた数値である．

3) 令和2年から総患者数の推計に用いる平均診療間隔の算出において，前回診療日から調査日までの算定対象の上限を変更．平成29年までは31日以上であったが，令和2年からは99日以上を除外して算出．

入院形態別入院患者数の推移

〔単位　人，（　）内%〕　　　　　　　　　　　　　　　　　各年6月末現在

	平成28年 (2016)	29 ('17)	30 ('18)	令和元 ('19)	2 ('20)
総数	286,406 (100.0)	284,172 (100.0)	280,815 (100.0)	272,096 (100.0)	269,476 (100.0)
措置入院	1,523 (0.5)	1,621 (0.6)	1,530 (0.5)	1,585 (0.6)	1,494 (0.6)
医療保護入院	129,593 (45.2)	130,360 (45.9)	130,066 (46.3)	127,429 (46.8)	130,232 (48.3)
任意入院	153,512 (53.6)	150,722 (53.0)	147,436 (52.5)	141,818 (52.1)	136,502 (50.7)
その他	1,778 (0.6)	829 (0.3)	828 (0.3)	860 (0.3)	852 (0.3)

〔資料　厚生労働科学研究「精神保健福祉資料」〕
注1) 平成29年より総数に不明が含まれるため，合計数は一致しない.
　　2)（　）は構成割合である.

Check **P**oint

精神障害者の入院形態とは？

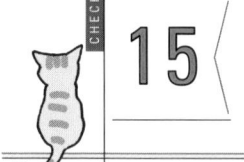

15 国際保健

1 国際機関の種類と活動 ★★

・国際連合の機関として, 世界保健機関〈WHO〉, 国際労働機関〈ILO〉などがある.

1) WHO
地球上のすべての人々が可能な最高の健康水準に到達することを目的とした活動の実施.

2) ILO
基本的人権の確立や労働条件の改善, 生活水準の向上などの推進を目的とした活動の実施.

2 国際協力と国際交流 ★

1) 国際協力
・先進国による発展途上国に対する協力.
・2国間協力と国際機関 (WHOなど) を通じた多国間協力がある.

2) 国際交流
・先進国間での交流.
・2国間交流と国際機関 (WHOなど) を通じた多国間交流がある.

> 国際保健医療協力組織は, 多国間と2国間があるよ. 協議には交流と協力を分けるけど, 広義にはそれらを統合して"国際協力"というよ.

（図：国際協力のしくみ）

交流／協力（多国間）／国際機関（WHO等）／日 本／交流／A 国／協力要請／協力実施／協力実施／協力実施（2国間）／B 国（開発途上国）

図　国際協力のしくみ 　　　　　（厚生労働統計協会：国民衛生の動向2022/2023）

3 持続可能な開発目標〈SDGs〉 ★★

・SDGs：持続可能な開発目標〈sustainable development goals：SDGs〉のこと.
・SDGsの17の目標：貧困, 不平等・格差, 気候変動による影響など, 世界のさまざまな問題を各国が協力して根本的に解決し, すべての人たちにとってより良い世界をつくるために設定された世界共通の目標.

3章

保健・医療・福祉の制度

POINT

　とくに歯科衛生士法，地域保健関連法規，介護保険法の出題頻度が高く，重要です．

　そのほか，【歯科衛生士概論】や【歯科保健指導論】などに関連した問題が比較的広範囲から出題されます．

　どこで出題されても解答できるように，ここでしっかり学習しておきましょう．

01 法規①

1 歯科衛生士法(昭和23年) ★★★

1)目的
・「この法律は,歯科衛生士の資格を定め,もつて歯科疾患の予防及び口くう(腔)衛生の向上を図ることを目的とする」(第1条)

2)歯科衛生士の業務
①歯科予防処置(第2条;昭和23年)[業務独占]
②歯科診療補助(第2条2;昭和30年)[看護師の業務独占]←絶対的歯科医行為は✕
③歯科保健指導(第2条3;平成元年)[名称独占]

3)歯科衛生士の免許
・歯科衛生士国家試験合格,厚生労働大臣免許
・歯科衛生士名簿登録

4)歯科衛生士名簿の登録事項
①登録番号・年月日,②本籍地都道府県名(国籍),氏名,生年月日,③試験合格の年月,④取消・停止に関する事項,⑤再免許の場合,その旨,⑥書換え交付・再交付の場合,その旨と理由,年月日,⑦抹消の場合,その旨と理由,年月日

5)業務従事届出の義務
・就業者は2年ごとに,西暦偶数年12月31日現在の氏名,年齢,住所,名簿の登録番号・年月日,業務従事先所在地・名称などを,翌年1月15日までに,就業地の都道府県知事(直接の届出先は所轄の保健所長)に届け出なければならない.

6)相対的欠格事由(免許を与えられないことがある)
・罰金以上の刑
・歯科衛生士業務に関して犯罪・不正
・心身の障害により業務を適正に遂行できない
・麻薬・あへん・大麻中毒

7)免許の取消・業務停止,再免許
・相対的欠格事由に該当した場合や歯科衛生士として品位を損する行為があった場合,厚生労働大臣は免許の取消・業務停止を命じることができる(行政処分).

8)その他の業務上の義務
・主治の歯科医師・医師の指示のもとに業務を行う.
・管轄する保健所長の指示のもとに業務を行う.
・歯科医療関係職との連携を図る.
・秘密保持義務(守秘義務)
・業務記録の作成・保存(3年間)

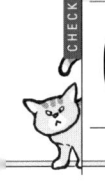

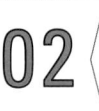

02 法規②

1 関連する医療関係者の身分に関する法規 ★★

歯科医師法

・歯科医療と保健指導を通して公衆衛生の向上・増進に寄与し，国民の健康な生活を確保する任務を担っている.
・歯科医業の<u>業務独占</u>と歯科医師の<u>名称独占</u>
・歯科医師国家試験合格，厚生労働大臣免許，歯科医籍登録
・現状届出義務 (すべての歯科医師)
・応招義務，無診察治療の禁止
・診断書・処方せんの交付義務，療養方法の指導 (保健指導) 義務
・診療録の記載・保存 (<u>5</u>年間) CP
・臨床研修の義務 (1年以上)
※ 歯科医師の守秘義務は<u>刑法</u>

歯科技工士法

・歯科技工士の資格を定め，歯科技工業務が適正に運用されることで，歯科医療の普及・向上に寄与する旨，歯科技工士免許と歯科技工，歯科技工所について定められている.
・歯科技工士国家試験合格，厚生労働大臣免許，歯科技工士名簿登録
・歯科技工の<u>業務独占</u> (歯科医師・歯科技工士)
・秘密保持義務 (守秘義務)
・歯科医師による歯科技工指示書の作成
・歯科技工が行われた場所の管理者による歯科技工指示書の保存 (<u>2</u>年間) CP
・歯科技工録の作成・保存 (<u>3</u>年間)

保健師助産師看護師法

・厚生労働大臣免許 (准看護師は都道府県知事免許)
・保健師：<u>名称独占</u> (保健指導は業務独占ではない)
・助産師：助産，妊婦・褥婦・新生児の保健指導の<u>業務独占</u>
・看護師：傷病者・褥婦の療養上の世話，診療補助の<u>業務独占</u>
・准看護師：医師・歯科医師または看護師の指示による看護業務
・秘密保持義務 (守秘義務) (助産師は刑法)

診療放射線技師法

・厚生労働大臣免許
・放射線の人体に対する照射の業務独占 (診療放射線技師・医師・歯科医師)
・診療放射線技師の名称独占
・照射録 (医師・歯科医師の署名)

臨床検査技師等に関する法律

・厚生労働大臣免許
・採血や検体検査・生理学的検査を行う
・臨床検査技師の名称独占

3章 保健・医療・福祉の制度

言語聴覚士法

・厚生労働大臣免許
・音声・言語機能や聴覚に障害がある者に対して言語訓練などを行う（嚥下訓練も可能）
・訓練に必要な検査・助言・指導・援助を行う
・言語聴覚士の名称独占

薬剤師法

・業務独占（販売・授与目的の調剤），名称独占
・処方せん（医師・歯科医師・獣医師）による調剤，調剤した薬剤の情報提供
・調剤済処方せんの保存（3年間）

医師法

・業務独占，名称独占
・診断書・検案書・出生証明書・死産証書の交付義務
・異常死体の届出義務

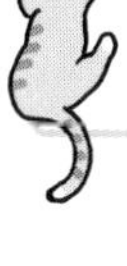

Check Point

診療録や歯科技工指示書の保存期間は？

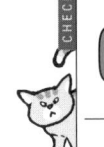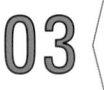

医療・薬事・地域保健に関連する法規

1 医療法 ★★

1）医療法の目的と総則
- 目的は，医療を受ける者（患者）の利益の保護と，良質・適切な医療を効率的に提供する体制の確保を図り，国民の健康の保持に寄与することである．
- 医療従事者（歯科衛生士を含む）は，医療を提供する際，適切な説明を行い，理解を得るように努めなければならない（インフォームド・コンセント）．

2）医療提供施設
- 病院，診療所，助産所の開設・管理
- 病院：20床以上の病床を有する医療施設
- 診療所：病床を有しないか，19床以下の病床を有する医療施設
- 地域医療支援病院（地域医療を担うかかりつけ医を支援する病院），特定機能病院（高度医療を提供する病院）

3）医療に関する選択の支援
- 医療機関の広告規制：医師・歯科医師である旨，診療科名，医療機関の名称，管理者の氏名，診療日・時間，入院設備（有・無），職員の専門性資格などは広告可能
- 歯科で標榜できる診療科名：歯科，矯正歯科，小児歯科，歯科口腔外科

4）医療の安全の確保
- 医療安全支援センター（患者・家族の苦情・相談の対応）の設置
- 医療事故調査制度：医療機関の管理者は，医療に起因する（起因すると疑われる）死亡・死産で管理者が予期しなかった場合，医療事故調査・支援センターに報告しなければならない．
- 医薬品安全管理責任者・医療機器安全管理責任者の配置（歯科衛生士も可能）

5）医療提供体制の確保
- 厚生労働大臣は，良質・適切な医療を効率的に提供する体制の確保を図るための基本的方針を定める．
- 都道府県は，医療提供体制の確保を図るための計画（医療計画）を定める．
- 医療計画は，5疾病・6事業と在宅医療の連携体制に関する事項や，医療従事者の確保，医療の安全の確保，医療提供施設の整備の目標，地域医療構想などが地域の実情に応じて記載される．
- 5疾病：がん，脳卒中，心筋梗塞などの心血管疾患，糖尿病，精神疾患 〔CP①〕
- 6事業：救急医療，災害時における医療，へき地の医療，周産期医療，小児救急医療を含む小児医療，新興感染症発生・まん延時における医療 〔CP①〕

② 医薬品，医療機器等の品質，有効性及び安全性の確保等に関する法律〈医薬品医療機器 (等) 法，薬機法〉　★

- ・目的は，医薬品・医薬部外品・医療機器などの品質・有効性・安全性の確保を行うこと，危害の発生・拡大の防止のために規制を行うことによる，保健衛生の向上である．
- ・定義：医薬品，医薬部外品，化粧品，医療機器，再生医療等製品，生物由来製品，特定生物由来製品
- ・処方せんが必要な医薬品は医療用医薬品．処方せんを必要としない医薬品は，薬剤師による対面販売が必要な要指導医薬品と必要でない一般用医薬品 (インターネット販売も可能) に区分される．
- ・医薬品・医療機器等安全性情報報告制度：健康被害 (副作用・感染症・不具合) は厚生労働大臣に報告

③ 歯科口腔保健の推進に関する法律〈歯科口腔保健法〉　★★★

- ・口腔の健康保持の推進に関する基本理念と施策について定められている．
- ・知識の普及啓発，定期的な歯科検診受診の勧奨，障害者等の定期的な歯科検診受診の施策，予防措置，調査・研究の推進，口腔保健支援センターの設置など

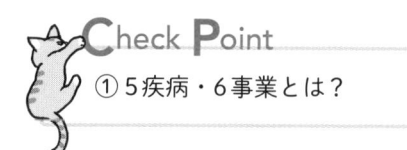

Check Point

① 5疾病・6事業とは？

4 地域保健に関連する法規　★★★

地域保健法

・地域住民の健康の保持・増進のための，地域保健対策の基本指針，関係する法律による対策の総合的な推進などについて定められている
・市町村保健センター：地域的・一般的サービス（地域住民の健康相談・保健指導・健康診査など）
・保健所：広域的・専門的サービス（食品衛生，環境衛生，歯科保健，精神保健，難病対策，感染症），健康危機管理の拠点

健康増進法　　　　　　　　　　　　　　　　　　　　　　　　　　　CP②

・国民保健の向上のため，健康増進の推進の基本的事項を定め，栄養の改善その他の健康の増進のための措置を講じる（都道府県・市町村健康増進計画）
・国民健康・栄養調査
・市町村による健康増進事業：健康教育，健康相談，健康診断（歯周疾患検診，骨粗鬆症検診，肝炎ウイルス検診，がん検診）
・受動喫煙防止，食事摂取基準，特別用途表示

母子保健法

・妊産婦：妊娠中・出産後1年以内，新生児：出生後28日を経過しない乳児，乳児：生後1年未満，幼児：1歳～小学校就学まで，未熟児：出生時に正常児諸機能を得ることなく身体発育が未熟のまま誕生した児
・妊娠の届出と母子健康手帳の交付
・妊産婦健康診査
・乳幼児健康診査：1歳6か月児・3歳児健康診査
・低出生体重児の届出，未熟児訪問指導，養育医療
・母子健康包括支援センター

学校保健安全法

・健康診断（就学時・定期・臨時・職員），健康相談，保健指導
・感染症予防（出席停止・臨時休業）
・学校医，学校歯科医，学校薬剤師

労働安全衛生法

・労働災害防止のための危害防止基準の確立，責任体制の明確化と自主的活動の促進により，労働者の安全と健康を確保する
・安全衛生管理体制：総括安全衛生管理者，衛生管理者，産業医，産業歯科医
・①作業環境管理，②作業管理，③健康管理
・特殊健康診断（6カ月ごと）：歯科では酸蝕症など

高齢者の医療の確保に関する法律〈高齢者医療確保法〉　　　　　　　CP②

・医療費適正化計画（国・都道府県）
・特定健康診査（メタボ健診）・特定保健指導：40～74歳の被保険者
・後期高齢者医療制度（75歳以上）

Check **P**oint

　② 歯周疾患検診やメタボ健診の根拠となる法律とは？

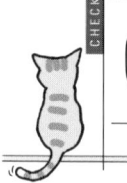

04 医療の動向

1 医療施設 ★

1）医療施設数（2022年）
・病院：8,156施設，一般診療所：105,182施設，歯科診療所：67,755施設 CP①

2 医療従事者 ★★

1）医療従事者数（2022年）
・医師：343,275人，歯科医師：105,267人，薬剤師：323,690人
・就業歯科衛生士：145,183人（増加傾向），就業歯科技工士：32,942人 CP②

3 国民の健康状態と受療状況 ★

(1) 人口（2020年国勢調査）：126,146,099人
　　（2015年比0.7%減，2010年をピークに減少傾向）
(2) 人口構成（2020年国勢調査）
　　：0～14歳 11.9%，15～64歳 59.5%，65歳以上 28.6%，75歳以上 14.7%
(3) 出生（2022年）：770,759人
(4) 死亡（2022年）：1,569,050人
(5) 平均寿命（2022年）：男 81.05歳，女 87.09歳
(6) 死因（2022年）
　　：①悪性新生物 24.6%，②心疾患 14.8%，③老衰 11.4%，④脳血管疾患 6.9%
(7) 口腔内の状況（2022年歯科疾患実態調査）

年齢階級（歳）	DMFT指数（1人平均DMF歯数）	4mm以上の歯周ポケットを有する者の割合（%）
15～24	2.5	17.8
25～34	6.6	32.7
35～44	9.7	34.7
45～54	13.4	43.7
55～64	15.8	47.5
65～74	18.4	56.2
75～	22.1	56.0

(8) 8020達成者（80歳で20本以上の歯を有する者）の割合：51.6%（推計）

4 国民医療費　★★

(1) **保険診療の対象となり得る傷病の治療に要した費用**：診療費，薬局調剤医療費，入院時食事・生活医療費，訪問看護医療費，移送費など（正常な妊娠・分娩，健診・検診，予防接種などの費用は含まれない）

(2) **動向 (2021年)**：
・国民医療費：45兆359億円（増加傾向）
　うち，歯科診療医療費：3兆1,479億円 (7.0%)　 CP③
・1人当たり国民医療費：35万8,800円

(3) **年齢階級別 (2021年)**：
・1人当たり（総数）：0〜14歳 16.4万円，15〜44歳 13.3万円，45〜64歳 29.1万円，65歳以上 75.4万円，75歳以上（再掲）92.3万円
・1人当たり（歯科）：0〜14歳 1.8万円，15〜44歳 1.8万円，45〜64歳 2.6万円，65歳以上 3.5万円，75歳以上（再掲）3.5万円

Check Point

① 歯科診療所数は？

② 就業歯科衛生士数は？

③ 歯科診療医療費は国民医療費の総額の何％？

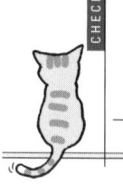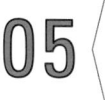

05 社会保障と社会保険

1 社会保障制度 ★

- 日本国憲法第25条に「国民は，健康で文化的な最低限度の生活を営む権利を有する」と，国民の生存権が定められている．同第2項には，「国は，すべての生活部面について，社会福祉，社会保障及び公衆衛生の向上及び増進に努めなければならない」と，国の生存権を保障する義務が定められている．
- 社会保障制度は，①社会保険，②公的扶助 (生活保護)，③公衆衛生，④社会福祉の4つに大別できる．
- 社会保険は，①医療保険，②年金保険，③雇用保険，④労働者災害補償保険，⑤介護保険の5つがある．特徴として，ⅰ) 国民が強制的に加入する (国民皆保険)，ⅱ) 行政の管理，ⅲ) 所得に応じた保険料が挙げられる．

2 医療保険制度【健康保険法・国民健康保険法】 ★★★

- 社会保険の1つで，疾病・負傷の際に保険医療機関を自由に選び (フリーアクセス)，医療の現物給付を受けることができる．
- 被保険者本人だけでなく，被扶養者 (家族) も同様の給付が受けられる．
- 医療保険の種類は，①職域保険である被用者保険 (健康保険・船員保険・共済組合)，②地域保険である国民健康保険，③75歳以上の高齢者を対象とした後期高齢者医療制度に大別される．
- **(1) 健康保険**
- 組合管掌健康保険：大企業の従業員
- 全国健康保険協会管掌健康保険〈協会けんぽ〉：中小企業の従業員
- **(2) 船員保険**
- **(3) 共済組合 (各種共済)**：国家公務員共済組合保険，地方公務員等共済組合保険，私立学校教職員共済組合保険
- **(4) 国民健康保険**：自営業者・農業者，被用者保険の適用を受けない事業所の従業員などが対象
  保険者は都道府県，市町村・特別区，国民健康保険組合 (医師・歯科医師・弁護士などが同業者で設立)
- **(5) 後期高齢者医療制度**：75歳以上の者と65〜74歳で一定の障害をもつ者が対象

1) 保険診療

- 保険医療機関・保険医：厚生労働大臣が指定・登録
- 診療報酬：療養の給付に要する費用 (診療行為に応じて1点10円として算定)
- 保険医療機関は患者ごとに診療報酬明細書〈レセプト〉を作成

2）一部負担（自己負担）

- ・原則<u>3</u>割負担
- ・70〜74歳は<u>2</u>割負担（所得に応じて3割），75歳以上は<u>1</u>割負担（所得に応じて2・3割）
- ・6歳未満（義務教育就学前）は<u>2</u>割負担

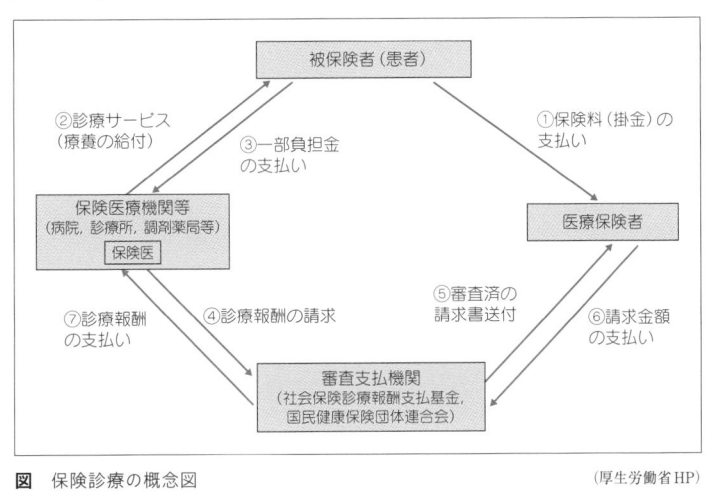

図 保険診療の概念図　　　　　　　　　　　　　　（厚生労働省HP）

3 年金保険制度　★

- ・社会保険の1つの所得給付で，①<u>老齢給付</u>，②<u>障害給付</u>，③<u>遺族給付</u>からなる.
- **(1) <u>国民年金</u>（基礎年金）**：20歳以上の全国民が加入（<u>国民皆年金</u>）し，一定年齢以上で支給
- **(2) <u>厚生年金</u>保険**：被用者が国民年金に加えて加入し，所得に応じた年金を支給

4 雇用保険・労働者災害補償保険制度　★

- **(1) 雇用保険**：求職者給付，就職促進給付，教育訓練給付，雇用継続給付
- **(2) 労働者災害補償保険**
  - ① 負傷・疾病に対するもの：療養補償給付，休業補償給付・支給金
  - ② 障害に対するもの：障害補償年金・一時金
  - ③ 遺族に対するもの：遺族補償年金・一時金
  - ④ その他：介護補償給付，葬祭料，二次健康診断等給付

5 介護保険制度【介護保険法】 ★★★

・社会保険の1つで，自立支援・利用者本位の下，要介護（要支援）認定を受けることで，区分に応じた現物給付を受けることができる．

1）保険者
・市町村・特別区

2）被保険者
(1) 第1号被保険者：65歳以上の者
(2) 第2号被保険者：40歳以上65歳未満の医療保険加入者

3）要介護（要支援）認定
・介護認定審査会（市町村）が保険給付の必要性や要介護度を審査・判定

4）介護給付（要介護1〜5）
(1) 居宅サービス：訪問サービス（訪問介護，訪問看護，訪問リハビリテーション，居宅療養管理指導など），通所サービス（通所介護；デイサービス，通所リハビリテーション），短期入所サービス（短期入所生活・療養介護），福祉用具貸与など
(2) 施設サービス
　①介護老人福祉施設（特別養護老人ホーム；特養）
　　要介護者のための生活施設【老人福祉法・介護保険法】
　②介護老人保健施設（老健）
　　要介護者にリハビリテーションなどを提供し，在宅復帰を目指し在宅療養支援を行う施設【介護保険法】
　③介護医療院
　　要介護高齢者の長期療養・生活施設【介護保険法】
(3) 地域密着型サービス：定期巡回・随時対応型訪問介護看護，小規模多機能型居宅介護，夜間対応型訪問介護，認知症対応型通所介護，認知症対応型共同生活介護（グループホーム），地域密着型通所介護など

5）予防給付（要支援1・2）
(1) 介護予防サービス：訪問サービス（介護予防訪問入浴介護，介護予防訪問看護，介護予防訪問リハビリテーション，介護予防居宅療養管理指導），通所サービス（介護予防通所リハビリテーション），短期入所サービス（介護予防短期入所生活・療養介護），介護予防福祉用具貸与など
(2) 地域密着型介護予防サービス：介護予防小規模多機能型居宅介護，介護予防認知症対応型通所介護，介護予防認知症対応型共同生活介護（グループホーム）

6）居宅療養管理指導
・介護給付における居宅サービスの訪問サービスの1つ
・医師，歯科医師，薬剤師，歯科衛生士，管理栄養士が療養上の管理・指導を行う．

7）地域支援事業

(1) **介護予防・日常生活支援総合事業**：一般介護予防事業，介護予防・生活支援サービス事業

(2) **包括的支援事業**

(3) **任意事業**

8）介護支援専門員〈ケアマネジャー〉

・介護サービスに関する専門的な知識・技術を有する者として，都道府県から介護支援専門員証の交付を受けた者．

・要介護者の相談に応じ，介護サービス計画〈ケアプラン〉を作成し，市町村やサービス事業者との連絡調整を行う．

9）一部負担（自己負担）

・原則1割負担（所得に応じて2・3割）

10）地域包括支援センター

・市町村・特別区が設置．

・保健師・社会福祉士・主任介護支援専門員等を配置．

・住民の健康の保持・生活の安定のために必要な援助を行う．

(1) **総合相談・支援**：社会福祉士

(2) **権利擁護（高齢者虐待の対応など）**：社会福祉士

(3) **包括的・継続的ケアマネジメント支援**：主任介護支援専門員〈ケアマネジャー〉

(4) **介護予防ケアマネジメント（第1号介護予防支援事業）**：保健師

図 地域包括支援センター

(厚生労働省HP)

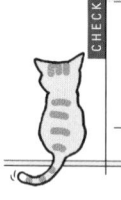

06 社会福祉

1 社会福祉行政 ★

・国，地方自治体，専門機関として福祉事務所，児童相談所，地域包括支援センターなどの実施体制のなかで，社会福祉士・介護福祉士【社会福祉士及び介護福祉士法】，精神保健福祉士【精神保健福祉士法】，民生委員【民生委員法】，児童委員【児童福祉法】らが現場実務を担当する.

2 生活保護制度【生活保護法】 ★

・生活に困窮する国民に対し，①国家責任，②無差別平等，③最低生活保障，④補足性に基づいて必要な保護を行い，健康で文化的な最低限度の生活を保障し，自立を助長する制度である.
・①申請保護，②基準及び程度，③必要即応，④世帯単位の原則の下，8種類の保護が定められている.
・実施機関は<u>福祉事務所</u>

[保護の種類]
①生活扶助，②教育扶助，③住宅扶助，④医療扶助，⑤介護扶助，⑥出産扶助，⑦生業扶助，⑧葬祭扶助 (<u>医療扶助</u>と<u>介護扶助</u>のみ現物給付)

3 児童と家庭の福祉制度【児童福祉法】 ★

・児童福祉法第1条に「すべて児童は，適切に養育されること，その生活を保障されること，愛され，保護されること，その心身の健やかな成長及び発達ならびにその自立が図られることその他の福祉を等しく保障される権利を有する」と定められている.
・児童：<u>18</u>歳未満 (乳児：1歳未満，幼児：1歳～小学校就学まで，少年：小学校就学～18歳未満)
・児童福祉施設：保育所，児童厚生施設，児童養護施設など

[児童福祉関係行政機関]
(1) <u>児童相談所</u>【児童福祉法】：都道府県・指定都市に設置義務，児童の相談・調査・指導や<u>児童虐待</u>の対応 CP
(2) <u>福祉事務所</u>【社会福祉法】：児童・妊産婦の福祉分野の相談・調査・指導や<u>児童虐待</u>の対応 CP
(3) 保健所：母子保健，身体障害児の福祉分野の保健指導

4 障害児者の福祉制度 ★

1) 障害者の日常生活及び社会生活を総合的に支援するための法律〈障害者総合支援法〉

・障害者・児の福祉の増進を図り，障害の有無にかかわらず相互に人格と個性を尊重し安心して暮らすことのできる地域社会の実現を目的としている.
・主に市町村による自立支援給付 (介護給付，訓練等給付，自立支援医療など) や地域生活支援事業
・自立支援医療 (公費医療)
　　①更生医療：身体障害者
　　②育成医療：身体障害児
　　③精神通院医療
・障害福祉計画の策定

2) 障害者基本法
・障害者基本計画の策定

3) 身体障害者福祉法

4) 発達障害者支援法
・発達障害：自閉スペクトラム症，アスペルガー症候群その他の広汎性発達障害，学習障害，注意欠陥多動性障害など

5 高齢者の福祉制度 ★

1) 老人福祉法
（1）老人居宅生活支援事業
（2）老人福祉施設：入所施設 (養護老人ホーム，特別養護老人ホーム，軽費老人ホーム)，通所施設 (老人福祉センター，老人介護支援センター)

Check Point

児童虐待の対応窓口はどこ？

◉ 参考文献

1) 全国歯科衛生士教育協議会監修：歯科衛生学シリーズ　歯・口腔の健康と予防に関わる人間と社会の仕組み1　保健生態学．医歯薬出版，東京，2023．

2) 全国歯科衛生士教育協議会監修：歯科衛生学シリーズ　歯・口腔の健康と予防に関わる人間と社会の仕組み3　保健情報統計学．医歯薬出版，東京，2023．

3) 全国歯科衛生士教育協議会監修：歯科衛生学シリーズ　歯・口腔の健康と予防に関わる人間と社会の仕組み2　保健・医療・福祉の制度．医歯薬出版，東京，2023．

4) 厚生労働省：令和4年歯科疾患実態調査．

5) 文部科学省：令和3年度学校保健統計調査．

6) 厚生省健康政策局通知：都道府県及び市町村における歯科保健業務指針について．平成9年．

7) 日本学校歯科医会：学校歯科医の活動指針　平成27年改訂版．

8) 総務省：人口統計2021年（令和3年）．

9) 中央労働災害防止協会編，吉川　博著：今日の職業性疾病　疾病の仕組みから防止対策まで．中央動労災害防止協会，1990．

10) 第128回労働政策審議会安全衛生分科会，2020．

11) 厚生労働省：令和2年患者調査．

12) 厚生労働省：厚生労働科学研究「精神保健福祉資料」令和2年．

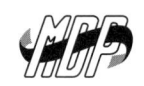

歯科衛生士国家試験 直前マスター②
チェックシートでカンペキ！社会歯科
令和4年版出題基準対応　　　　　　ISBN978-4-263-42317-2

2023年 9 月25日	第1版第1刷発行
2024年 5 月10日	第1版第2刷発行

編　集　歯 科 衛 生 士
　　　　国 試 問 題 研 究 会

発行者　白　石　　泰　夫

発行所　医歯薬出版株式会社

〒113-8612　東京都文京区本駒込1-7-10
TEL.（03）5395-7638（編集）・7630（販売）
FAX.（03）5395-7639（編集）・7633（販売）
https://www.ishiyaku.co.jp/
郵便振替番号 00190-5-13816

乱丁，落丁の際はお取り替えいたします．　　　　印刷・真興社／製本・愛千製本所
　　　　© Ishiyaku Publishers, Inc., 2023.　Printed in Japan

本書の複製権・翻訳権・翻案権・上映権・譲渡権・貸与権・公衆送信権（送信可能化権
を含む）・口述権は，医歯薬出版（株）が保有します．
本書を無断で複製する行為（コピー，スキャン，デジタルデータ化など）は，「私的使用
のための複製」などの著作権法上の限られた例外を除き禁じられています．また私的使用
に該当する場合であっても，請負業者等の第三者に依頼し上記の行為を行うことは違法と
なります．

JCOPY ＜出版者著作権管理機構 委託出版物＞
本書をコピーやスキャン等により複製される場合は，そのつど事前に出版者著作権管
理機構（電話03-5244-5088，FAX 03-5244-5089，e-mail：info@jcopy.or.jp）の許諾を得
てください．

歯科衛生士国家試験
直前マスター
チェックシートでカンペキ！

令和4年版
出題基準
対応

歯科衛生士国試問題研究会　編

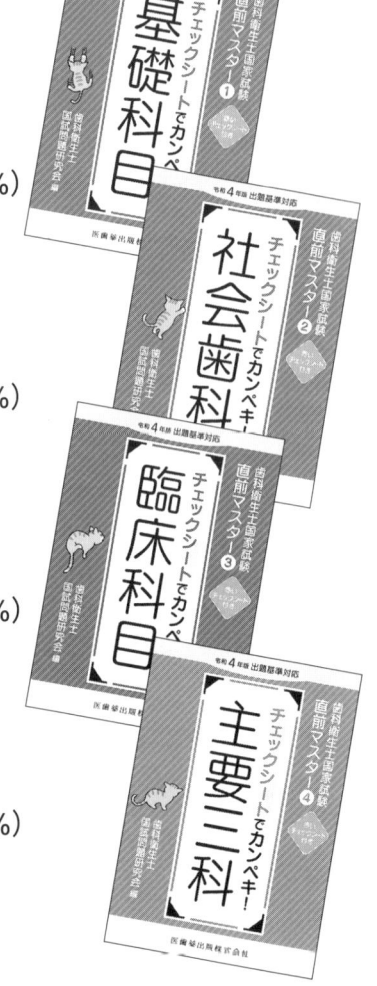

① **基礎科目**
- ●A5判／216頁
  定価2,970円（本体2,700円＋税10%）
  ISBN978-4-263-42316-5

② **社会歯科**
- ●A5判／120頁
  定価2,420円（本体2,200円＋税10%）
  ISBN978-4-263-42317-2

③ **臨床科目**
- ●A5判／240頁
  定価3,300円（本体3,000円＋税10%）
  ISBN978-4-263-42318-9

④ **主要三科**
- ●A5判／376頁
  定価4,950円（本体4,500円＋税10%）
  ISBN978-4-263-42319-6